AF603324

DISSERTATION

SUR CETTE QUESTION

SI L'AIR DE LA RESPIRATION PASSE DANS LE SANG.

QUI a remporté le Prix, au Jugement de l'Academie Royale des Belles Lettres, Sciences & Arts.

Par le R. P. BERTIER de l'Oratoire, Professeur de Philosophie au Mans.

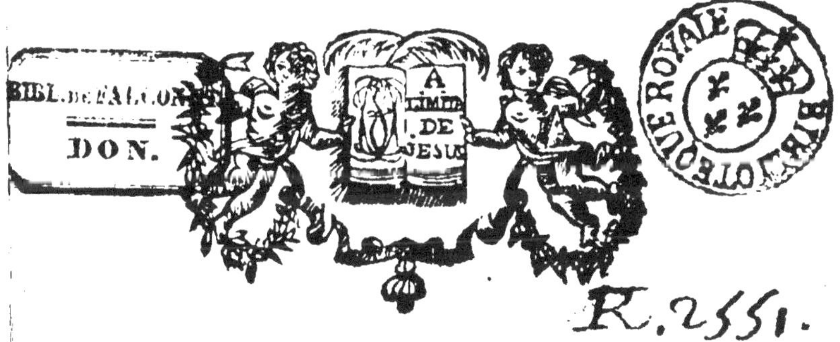

A BORDEAUX,
Chez PIERRE BRUN, Imprimeur Aggregé de l'Academie Royale, ruë Saint James.

M. DCC. XXXIX.

PROGRAMME

DE L'ACADEMIE ROYALE des belles Lettres, Sciences & Arts.

L'ACADEMIE propose à tous les Sçavans de l'Europe, un prix fondé à perpetuité par feu M. le Duc DE LA FORCE. C'est une Médaille d'Or de la valeur de trois cens livres.

On en doit distribuer deux le 25. Août 1740. un de ces Prix est destiné à celui qui expliquera avec le plus d'évidence & de solidité *la cause de la Fertilité des Terres.* Sujet deja proposé ; mais qu'on s'est déterminé à publier de nouveau, pour donner aux Physiciens le tems d'apuyer leurs recherches d'un plus grand nombre d'observations & d'experiences. L'autre prix est destiné à celui qui donnera le sistême le plus probable sur l'*Origine des Fontaines & des Rivieres.*

Les Dissertations ne seront reçûës pour le concours, que jusqu'au premier du mois de May prochain. Elles peuvent être en François ou en Latin : on demande qu'elles soient écrites en caractéres bien lisibles.

Pour donner aux Auteurs le tems necessaire à la perfection de leurs Ouvrages, on les avertit que le sujet du prix de l'année suivante 1741. sera la cause physique *de la couleur des Negres, de la qualité de leurs Cheveux, & de la degeneration de l'un & de l'autre.*

Au bas des Dissertations il y aura une Sentence, & l'Auteur mettra dans un billet séparé & cacheté, la même Sentence, avec son nom, son adresse & ses qualitez, d'une façon qui ne puisse pas former d'équivoque.

Les Paquets seront affranchis de Port, & adressez à Mr. SARRAU, Secretaire de l'Academie, ruë de Gourgues; ou au Sr. BRUN, Imprimeur, Aggregé de l'Academie, ruë Saint James.

Les deux Prix de cette année, l'un sur *la cause de la chaleur & de la froideur des Eaux minerales*; l'autre, sur cette question *Si l'air de la respiration passe dans le sang*, ont été remportez: Le premier, par le R. P. ANTOINE CAVALERY, de la Compagnie de Jesus, à Toulouse. Le second, par le R. P. BERTIER de l'Oratoire, Professeur de Philosophie au Mans.

A Bordeaux, *le* 25. *Août* 1739.

AVERTISSEMENT.

ON trouvera chez le Sr. BRUN, le Recuëil de toutes les Dissertations de ceux qui ont remporté le Prix depuis l'établissement de l'Academie, en six Volumes in-12. On les vend toutes ensemble, ou separément. Et pour la commodité des Sçavans, on a inseré à la fin de cette Dissertation, un Catalogue de toutes celles qui ont merité le Prix depuis l'établissement de l'Academie.

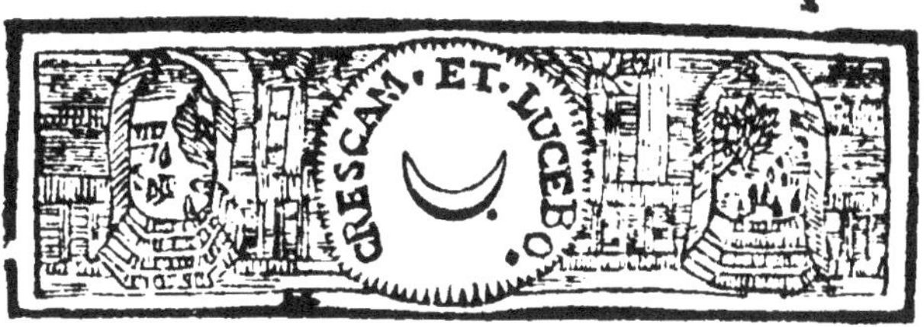

DISSERTATION

SUR CETTE QUESTION

SI L'AIR DE LA RESPIRATION passe dans le Sang.

PREMIERE PROPOSITION.

Une partie de l'air de chaque inspiration passe en globules dans les vaisseaux sanguins, & se mêle avec le sang.

Je prouve cette Proposition par les Phenomenes suivans.

PREMIER PHENOMENE.

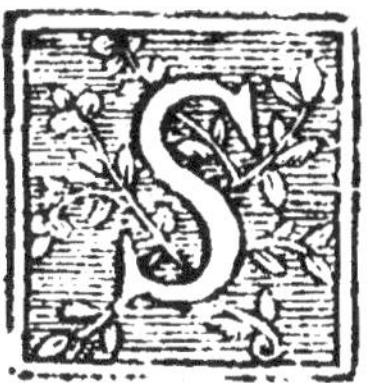

SI l'on souffle dans les poumons par la trachée artere, les vesicules bronchiques s'enflent d'abord, & ensuite celles du tissu interlobulaire ; & si l'on souffle dans les vesicules du tissu interlobulaire, celles-ci s'enflent, & les bronchiques s'affaissent. *Vinslou Exposition Anatomique*.

Je conclus de ce phenomene, que l'air passe dans les vaisseaux sanguins; car l'air qui entre dans les vesicules interlobulaires ne s'en retourne donc pas par les vesicules bronchiques, ni par les bronches, ni par la trachée artere, puisque les vesicules bronchiques s'affaissent lorsqu'on souffle dans les interlobulaires: il ne s'en retourne donc pas du tout, puisque les bronches & la trachée artere sont le seul chemin par où il puisse s'en retourner.

Mais ce qui arrive dans ces inspirations artificielles, doit aussi arriver dans les inspirations naturelles, au moins dans les grandes; puisque l'air de ces inspirations a autant de force que celui des artificielles; donc que l'air passe dans les inspirations naturelles, au moins dans les grandes, dans les vesicules interlobulaires, & ne s'en retourne pas; & puisque cet air ne s'en retourne pas par la trachée artere, que devient-il donc? On ne dira pas qu'il demeure enfermé dans ces vesicules; car les poumons demeureroient toûjours à demi enflés, ce qui n'est pas, & ces vesicules interlobulaires seroient toûjours trouvées enflées dans les corps morts, ce qui n'est pas non plus ; il faut donc qu'il sorte des interlobulaires & des poumons par quelques canaux, qui aillent des poumons hors des poumons ; mais il n'y a que les nerfs, les vaisseaux sanguins, les vaisseaux limphatiques & la trachée artere, qui aillent des poumons hors des poumons, & cet air ne s'en retourne pas par la trachée artere, par le present Phenomene, ni par les nerfs, puisqu'ils vont aboutir au cerveau, & que d'ailleurs ils ne sont pas creux, comme je le prouverai dans le Corolaire dixiéme, ni par les vaisseaux limphatiques, qui ne sont pas en assez grande quantité, & qui sont déja pleins de limphe ; il faut donc qu'il s'en aille par les vaisseaux sanguins. Mais dans chaque inspiration, ou du moins dans les grandes inspirations, il entre un nouvel air dans les vesicules interlobulaires ; donc dans chaque inspiration, ou du moins dans les grandes inspiration, il doit passer un nouvel air dans les vaisseaux sanguins, ce que j'avois à prouver.

I. COROLAIRE.

Il s'en suit de ce Phenomene qu'il y a des soupapes, ou quelque industrie semblable, qui s'ouvre des vesicules bronchiques aux interlobulaires, & laisse passer l'air en ce sens là, & non en sens contraire; puisque l'air passe des bronchiques aux interlobulaires, & non en sens contraire.

II. COROLAIRE.

Il s'ensuit du même Phenomene, que tout l'air d'une inspiration ne passe pas dans les vaisseaux sanguins, mais seulement la quantité qui entre dans les vesicules interlobulaires; car celui qui n'est pas retenu par les soupapes, doit être exprimé dehors dans l'expiration suivante par la contraction des poumons.

III. COROLAIRE.

Il suit encore de ce Phenomene, que l'air passe dans les vaisseaux sanguins en petits globules, puisqu'il passe de ces vesicules où il étoit distribué en une infinité de petites portions, dans ces vaisseaux sanguins.

REMARQUE.

Je n'entens parler ici que des animaux terrestres quadrupedes, & non des insectes aquatiques, ni des reptiles, parce que la nature qui varie extremement ses machines, a construit celles-ci autrement que les premieres.

II. PHENOMENE.

Si l'on respire l'air d'un malade attaqué de la peste, de la petite verole, &c. cet air corrompt le sang aussi vite qu'un poison pris dans le boire ou le manger, & qu'un venin inseré dans le sang par une morsure.

Ce Phenomene prouve que l'air de la respiration passe dans le sang ; car ce poison & ce venin ne nuisent qu'en se mêlant dans le sang, puisqu'on peut toucher impunément l'un & l'autre, pourvû qu'on ne l'insere pas dans son sang ; ainsi l'air contagieux reçu par la respiration ne nuit aussi qu'en l'insinuant dans le sang.

III. PHENOMENE.

Lorsqu'on a suspendu long-tems sa respiration après une expiration, on fait ensuite une grande inspiration, comme il arrive aux mourans, aux plongeurs, & comme l'on peut l'éprouver aisément, en retenant long-tems son haleine après une expiration. Il entre donc une plus grande quantité d'air, lorsqu'on a suspendu long-tems son inspiration, que lorsqu'on a fait une expiration ordinaire; mais si cet air demeuroit simplement dans les poumons, & que les poumons ne se vuidassent pas par les vaisseaux sanguins, il n'y auroit point de raison pour qu'il en entrât une plus grande quantité, quand on a arrêté long-tems son inspiration; puis donc qu'il en entre une plus grande quantité dans ce cas, c'est une preuve que cet air passe des poumons, pendant le tems qui précede l'inspiration, dans quelques canaux; que ces canaux se vuident sans cesse; qu'ils se vuident davantage pendant un long-tems, que durant un court, & que de là vient qu'après une longue expiration, il entre une plus grande quantité d'air qu'aprés une expiration ordinaire.

IV. PHENOMENE.

1°. Le sang des arteres du ventricule gauche du cœur & de la veine pulmonaire, a plus de mouvement que celui des veines du ventricule droit du cœur de l'artere pulmonaire ; puisque, 1°. Ces premiers vaisseaux ont leurs parois plus forts que les autres. 2°. Que le sang des premiers picqués rejaillit plus loin que celui des autres.

2°. Les arteres, le ventricule gauche du cœur & la veine pulmonaire, sont d'une plus grande capacité que les autres vaisseaux.

Il me paroit qu'on ne peut raisonnablement attribuer ces Phenomenes qu'à l'air de la respiration, lequel 1°. Occupe un moindre espace & en fait occuper un moindre au sang avec lequel il est mêlé lorsqu'il est dans les arteres, que lorsqu'il est dans les veines;car cet air étant dans les premiers canaux, ne peut pas s'étendre & se dilater autant que dans les seconds, parce qu'ils sont plus durs & plus solides que ceux-ci. 3°. Il doit aussi avoir plus d'élasticité dans ces premiers vaisseaux que dans les autres, & par consequent & lui & le sang avec lequel il est mêlé, doivent rejaillir plus loin quand ils sortent des premiers vaisseaux, que quand ils sortent des autres. Je dis que cet air a plus d'élasticité; car je prouverai dans la remarque sur le premier Phenomene de la quatriéme Proposition, que l'élasticité de l'air est d'autant plus grande que sa densité & sa chaleur sont plus grandes; que la chaleur de l'air des arteres du ventricule gauche du cœur & de la veine pulmonaire est à la verité un peu moindre que celle des veines, &c. mais que sa densité est beaucoup plus grande à proportion, & que par consequent son élasticité est aussi plus grande.

V. PHENOMENE.

1°. Si l'on met du lait sur le feu, on le voit s'enfler considerablement. 2°. Si l'on meut le sang d'un animal qu'on saigne, il écume beaucoup.

Le sang & le lait d'un animal qui

ne vit que d'eau & d'herbes, ou d'une femme qui ne se nourrit que de pain & d'eau, est dans l'un un composé de parties d'eau & d'herbes, & dans l'autre un composé de parties de pain & d'eau; mais il semble qu'un composé de ces parties ne devroit pas être plus aërien que l'eau, & par consequent il est probable que cet air de ce sang & de ce lait lui vient de la respiration; qu'une partie de cet air se détache de l'une & l'autre liqueur, dès qu'elles sont exposées à l'air, & qu'il en reste encore assez pour les rendre ainsi écumeuses & aëriennes.

VI. PHENOMENE.

1°. Si vous souflez par la trachée artere dans les poumons d'un animal mort après que le mouvement du cœur a cessé, ce mouvement revient de nouveau, & cela arrive toutes les fois qu'on réitere l'experience, tant que le cœur demeure tiede. 2°. Si vous injectés de l'eau tiede par cette même trachée artere, le battement recommence aussi. 3°. Si vous inserez de l'air ou de l'eau tiede dans le cœur par la veine cave, le battement revient de même.

Il paroit que dans ces trois Phenomenes, il entre une liqueur dans les ventricules du cœur lorsque le battement revient ; car, 1°. Il est bien visible qu'il entre quelque matiere dans les ventricules du cœur dans le troisiéme Phenomene, & la mechanique paroit être la même dans les trois ; donc il entre une liqueur dans le cœur dans tous les trois. 2°. Ce cœur ne peut être dilaté, sans que l'air ou l'eau soit inseré dans ses ventricules par les poumons dans les deux premiers Phenomenes ; car ou bien il est dilaté sans qu'il entre aucune matiere dans ses ventricules, ou bien il y entre cet air, ou cette eau, ou le sang, ou les esprits animaux ; mais, 1°. Il ne sçauroit être dilaté, sans qu'il y entre quelque matiere, parce que l'air exterieur le comprimant par dehors, le tiendroit contracté, si quelque matiere ne repondoit dans les ventricules à l'effort qu'il feroit en dehors. 2°. Il ne sçauroit entrer dans le ventricule d'esprits animaux, puisque leurs défenseurs suposent que ces esprits coulent dans les fibres du cœur, & non dans le cœur même, & que d'ailleurs lorsque les nerfs que l'on supose amener les esprits du cerveau au cœur, sont coupez, le battement du cœur ne laisse pas de recommencer. 3°. Ce n'est pas non plus le sang qui remplit ces ventricules dans ces deux Phenomenes; car cela arrive après que l'animal a été saigné, & que les grands vaisseaux sont vuides de sang. Il reste donc que ce soit l'air ou l'eau inseré dans le cœur par les poumons qui y entre. Mais si l'air ou l'eau de cette experience passe dans le cœur, & par consequent dans les vaisseaux sanguins, l'air de l'inspiration naturelle passera aussi dans ces mêmes vaisseaux sanguins.

VII. PHENOMENE.

1°. La circulation de la mere cessant dans le fœtus, la respiration commence & prend sa place, & le sang commence à passer par les poumons. Je supose que la circulation du sang de la mere est la cause de la circulation dans le fœtus; ce n'est pas ici le lieu de prouver cela. 2°. Le mouvement de la circulation & du cœur ayant cessé dans un animal, il recommence si on soufle dans les poumons, comme je viens de le dire dans le Phenomene précedent. 3°. Le mouvement de la circulation étant acceleré ou retardé, la respiration est accelerée ou retardée ; ainsi lorsque l'on a couru, la circulation & la respiration sont accelerées. 4°. Le nombre des pulsations du cœur est en raison quadruple du nombre des mouvemens de la respiration ; car le nombre des pulsations est de 54000. par jour, & celui des mouvemens de la respiration de 13500. 5°. La respiration cessant, la circulation cesse un peu après.

Tous ces Phenomenes prouvent, 1°. Que, ou la respiration est cause de la circulation, ou la circulation est cause de la respiration ; car lorsque deux mouvemens sont si constament uniformes que toutes les fois que l'un commence ou finit, ou est acceleré ou retardé, l'autre commence ou finit, ou est acceleré ou retardé, l'un est la cause de l'autre ; par consequent ou la respiration est la cause de la circulation, ou la circulation est la cause de la respiration.

2°. Les deux premiers Phenomenes prouvent que c'est la respiration qui est cause de la circulation, puisque

que la respiration prend la place de la circulation de la mere dans le fœtus, laquelle circulation de la mere étoit la cause de la circulation du fœtus, & que l'air souflé dans les poumons fait revenir le battement du cœur, & par consequent la circulation.

3°. Tous ces cinq phenomenes ensemble prouvent encore, que c'est la respiration qui est la cause de la circulation; car la nature est une bonne menagere, & ne laisse pas perdre le moindre dégré de mouvement. Il faut donc que le mouvement de la respiration & celui de la circulation ayent leurs utilités. Mais si la circulation étoit la cause, & la respiration l'effet, la circulation auroit bien son utilité; mais quelle seroit celle de la respiration? Seroit-ce de colorer, de refroidir & de broyer le sang, comme le veulent certains? Mais il n'y a point d'aparence que ce soit là l'usage de la respiration; car, 1°. Si le sang avoit besoin d'être broyé, il étoit inutile de le faire passer avec tant d'art & de dépense de mouvemens dans les poumons, comme dans des filtres, puisqu'il circuloit déja dans les fibres charnuës bien plus étroites & plus nombreuses que les filieres des poumons. 2°. Son usage n'est pas non plus de refroidir le sang ; car si cela étoit, la respiration seroit donc entierement differente en Eté & dans les païs chauds, de la respiration en Hyver & dans les païs froids. 3°. Son usage n'est pas non plus de colorer le sang ; car qu'est-ce que cela fait à la nature que le sang soit d'une couleur ou d'autre, pour faire une si grande dépense de mouvement. 4°. La respiration n'est point faite pour ces trois fins en general. Car, 1°. On ne peut se passer de la respiration un seul quarr d'heure, & l'on pourroit aisément se passer de ces trois choses plusieurs heures. 2°. Ces avantages ne sont pas capables de dédommager la nature de la dépense de mouvement qu'elle fait dans la respiration.

4°. Au contraire si la respiration est la cause, & la circulation l'effet, il n'y aura rien d'inutile ; la respiration aura pour son utilité la circulation, & la circulation aura pour la sienne les differentes secretions, de quoi tout le monde convient, & les mouvemens musculaires ; ce que je prouverai dans la suite. Il faut donc que ce soit la respiration qui soit la cause, & la circulation l'effet.

5°. Je conclus du cinquiéme phenomene, que le mouvement de la respiration ne produit pas la circulation immédiatement par elle-même, puisque le mouvement de la respiration cessant, celui de la circulation ne cesse pas tout sur le champ, mais dure encore assez long-tems après.

6°. Je conclus enfin de ce même phenomene, que la principale maniere dont la respiration produit la circulation, c'est que l'air qui s'insinuë dans le sang, se dilatant & circulant dans les vaisseaux sanguins, entraîne avec soi le sang lui-même ; car puisque c'est la respiration qui est cause de la circulation, & que la respiration n'agit pas immédiatement par elle-même sur le sang, il faut donc trouver une cause qui vienne de la respiration, & qui soit dans les vaisseaux sanguins, pour pouvoir le pousser lors que la respiration a cessé, & il n'y a que l'air de la respiration qui ait ces deux conditions : donc que l'air de la respiration passe des poumons dans les vaisseaux sanguins.

II. PROPOSITION.

La cause qui pousse l'air exterieur dans les poumons & dans les vaisseaux sanguins dans l'inspiration, est l'élasticité de cet air plus grande que celle de l'air mêlé avec le sang dans la veine pulmonaire, le cœur & les arteres, attendu que les deux ventricules du cœur ont pompé ces vaisseaux pendant l'expiration, & rendu l'air contenu dedans moins dense & élastique que l'exterieur.

REMARQUE.

Avant la premiere inspiration du fœtus, il y avoit déja de l'air en globules mêlé dans son sang, parce que le sang du fœtus est le même que celui de la mere, & que celui de la mere étoit mêlé d'air; ainsi le sang des animaux est mêlé d'air en globules avant leur premiere inspiration.

PREMIER PHENOMENE.

Chaque ventricule du cœur est une pompe aspirante & foulante. Le gauche eſt une pompe aſpirante pour la veine & l'artere pulmonaire, & foulante pour les arteres & les veines; & le droit eſt une pompe aſpirante pour les veines & arteres, & foulante pour l'artere & la veine pulmonaire; cela eſt évident par la ſeule inſpection du cœur.

Par conſéquent le ventricule gauche du cœur pompe & rarefie l'air mêlé avec le ſang dans la veine pulmonaire, & le pouſſe dans les arteres & les veines; & le ventricule droit pompe l'air mêlé avec le ſang dans les veines & arteres, & le pouſſe dans l'artere pulmonaire, pendant l'expiration, ou du moins entre l'expiration & l'inſpiration, pendant lequel tems le ſang ne paſſe point de l'artere pulmonaire dans la veine pulmonaire, parce que les poumons ſont affaiſſés & comprimés.

Il faut donc que l'air exterieur entre dans la veine pulmonaire & le ventricule gauche du cœur, comme dans la machine pneumatique après un coup de pompe, étant pouſſé par l'élaſticité de l'air exterieur plus grande que celle de l'interieur; puiſque, 1°. Il y a paſſage des poumons dans les vaisseaux sanguins, par la proposition précedente. Puisque, 2°. L'air exterieur est plus dense & plus élastique que l'interieur pompé, par ce present phenomene.

II. PHENOMENE.

On trouve dans les corps morts les arteres vuides, & le sang passé dans les veines.

Mais, 1°. Le dernier mouvement des poumons est toûjours une expiration improprement dite, comme je le prouve dans la remarque suivante. 2°. Le cœur bat encore quelque tems après la derniere expiration; car si l'on ouvre la poitrine d'un animal, on voit le cœur battre encore assez longtems après que le mouvement des poumons a cessé. 3°. Le sang ne passe donc pas de l'artere pulmonaire dans la veine, après la derniere expiration; puisque depuis cette derniere expiration les arteres se vuident; il ne passe donc pas non plus de cette même artere dans la veine pendant l'instant de repos qui est après les expirations ordinaires. 4°. C'est donc le cœur qui en pompant les vaisseaux sanguins après la derniere expiration a vuidé les arteres, & puisque le cœur fait le même mechanique du vivant de l'animal qu'après la mort, il pompe donc ces vaisseaux dans le tems de l'expiration, ou du moins dans le tems qui est entre l'expiration & l'inspiration; & puisqu'il y a un passage des poumons aux vaisseaux sanguins, comme nous l'avons prouvé dans la proposition précedente, l'air doit entrer dans les vaisseaux sanguins après l'expiration; & la cause qui fait entrer l'air dans les vaisseaux est l'élasticité de l'air exterieur plus grande que celle de l'interieur pompé par le cœur.

REMARQUE.

La respiration cesse dans les mourans, lorsque l'air qui est mêlé dans le sang, n'ayant pas plus d'élasticité que l'air exterieur, parce qu'il n'a guéres plus de chaleur que lui, & qu'il est un peu plus rarefié que lui, ne réjaillit plus dans cet air exterieur; ainsi la respiration manque faute d'expiration, & non faute d'inspiration. Le dernier soûpir n'est donc pas une expiration proprement dite : car l'expiration proprement dite, est 1°. Le mouvement par lequel l'air mêlé dans le sang ayant plus d'élasticité que l'air exterieur, réjaillit dans cet air. 2°. Et celui par lequel l'air qui est dans les poumons, est poussé dehors par l'affaissement des poumons causé par le poids & l'élasticité des vesicules : c'est pourquoi, il y a dans l'expiration proprement dite deux mouvemens ; l'un vivant & animé, c'est-à-dire, qui agit dans les corps vivans, sçavoir, le premier : l'autre mort & inanimé, c'est-à-dire, qui agit dans les corps morts & inanimez, & même dans le bois, sçavoir, le second. Mais dans la derniere expiration, l'air seul des poumons, & non celui des vaisseaux sanguins, est poussé dehors par l'affaissement des poumons ; & celui des vaisseaux sanguins ne réjailit point par son élasticité dans l'air exterieur : donc le dernier soûpir n'est pas une expiration proprement dite, mais un simple affaissement des poumons.

III. PHENOMENE.

1°. L'air rarefié par le pompement

tel qu'est l'air de la machine pneumatique, ou par la chaleur tel qu'est l'air d'un four, n'est point propre à la respiration. 2°. Celui qui est raréfié par une chaleur ordinaire, comme celle de l'Eté par de certains vents, celle d'une grande compagnie, est peu propre à la respiration, d'où vient qu'il semble qu'on étouffe dans ces airs-là. 3°. Que si l'air étant chaud, il est condensé comme celui de la zone torride, ou l'air de l'Eté par un vent de nord, quelque chaud qu'il soit, il est bon à la respiration.

Tous ces phenomenes prouvent que c'est la superiorité de l'élasticité de l'air extérieur par dessus l'elasticité de l'air des vaisseaux sanguins qui fait entrer l'air exterieur dans l'inspiration ; puisque l'air condensé, & plus élastique que celui qui est dans ces vaisseaux, y entre ; que l'air rarefié, & pas plus élastique que celui de ces mêmes vaisseaux, n'y entre pas ; & que l'air, quoique chaud, pourvû qu'il soit condensé, & plus élastique que celui de ces vaisseaux, y entre.

COROLAIRE.

L'air n'entre point brusquement

dans les vaisseaux sanguins ; mais s'y insinuë tout doucement, puisque 1°. Il n'entre dans ces vaisseaux qu'une petite partie de l'air qui entre dans les poumons, sçavoir celle qui s'est coulée dans les vésicules interlobulaires ; puisque 2°. C'est l'effort du pompement du cœur qui fait entrer cet air dans ces vaisseaux, lequel effort n'est pas suffisant pour le faire entrer brusquement. 3°. Cet air en passant dans les conduits des poumons, perd beaucoup de sa force par son frottement & les détours qu'il y fait ; en sorte qu'il entre bien doucement dans les vaisseaux sanguins ; ce qui est necessaire, pour qu'il n'y cause point de ravage.

Ainsi il n'est pas surprenant si on ne sent point de vent sortir par la veine pulmonaire quand on soufle dans les poumons d'un animal dont on a coupé la veine pulmonaire, puisque l'air passe dans cette veine si doucement, & partagé en tant de petits globules, qu'il est impossible de le sentir au toucher.

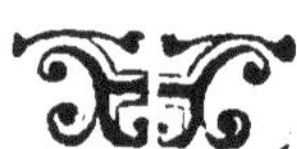

III. PROPOSITION.

Une partie de l'air qui sort des poumons dans l'expiration, vient des vaisseaux sanguins, & s'est separé du sang avec lequel il étoit mêlé.

PREMIER PHENOMENE.

L'air qui sort des poumons dans l'expiration est beaucoup plus chaud sur tout en hyver, que celui qui y est entré dans l'inspiration precedente.

Tout cet air n'est donc pas le même que celui qui est entré dans l'inspiration precedente, & sort par consequent en partie des vaisseaux sanguins; il n'est pas tout le même, dis-je : car s'il étoit le même, cette chaleur viendroit donc de ces deux causes combinées; sçavoir, 1°. Du séjour que cet air fait dans les poumons. 2°. De la vapeur qui viendroit des vaisseaux lymphatiques; mais cette chaleur ne vient point de ces causes : car si elle en venoit 1°. Après une longue inspiration, cet air seroit plus chaud qu'après une courte, ce qui n'est pas. 2°. En Eté cet air seroit aussi plus chaud qu'en hyver, ce qui n'est pas non plus, ce me semble. 3°. Le sejour de l'air dans les poumons est si court sur tout dans les frequentes inspirations, qu'il peut être regardé comme rien, & que presque toute cette chaleur de cet air de l'expiration doit par consequent être attribuée dans cet hipotése, à la vapeur qui sort avec l'air. 4°. Mais les vaisseaux lymphatiques sont en bien moindre quantité, sur tout dans l'homme, que dans la superficie du corps; en sorte que si presque toute cette chaleur venoit de la vapeur sortant des vaisseaux lymphatiques, il en sortiroit une plus grande de toute la superficie du corps, & que non seulement nous ne ressentirions aucun froid même en hyver; mais que nous serions même des fournaux ambulans.

II. PHENOMENE.

Les poumons ne se réfroidissent pas en respirant l'air le plus froid de la Zone glaciale.

Mais si l'air ne faisoit qu'entrer & sortir des poumons, est-il possible que pénetrant la substance de ces poumons

mons en une infinité d'endroits, il ne les glaçât par les froids de la Zone glaciale? & non-seulement qu'il ne les glaçât pas; mais même qu'il ne glaçât pas les rameaux si déliez de l'artere & de la veine pulmonaire & des vaisseaux lymphatiques.

III. PHENOMENE.

L'air qui sort dans l'expiration a une grande humidité, que n'avoit point celui qui est entré dans l'inspiration precedente; en sorte que si l'on reçoit cet air dans un vaisseau propre à cela, comme dans un grand tuyau de verre, une grande partie de cet air se resout en eau, sur tout en hyver.

Je conclus de là que tout cet air n'est pas le même que celui qui y est entré dans l'inspiration precedente: car si c'étoit le même, cette humidité seroit donc une vapeur qui sortiroit des vaisseaux lymphatiques que l'air emporteroit avec soi; mais toute cette humidité ne sçauroit venir de là: car ces vaisseaux sont en moindre quantité que ceux qui sont répandus sur la surface du corps; par consequent, si cette vapeur qui sort de la bouche, sortoit des vaisseaux lymphatiques, il en sortiroit encore davantage de la surface du corps; de sorte que nous serions continuellement dans un broüillard ambulant, ou plûtôt dans un nuage comme on represente les Dieux : d'ailleurs cette humeur des vaisseaux lymphatiques devroit sortir en eau, & non en vapeur; au lieu que l'air qui se démêle d'avec le sang doit sortir en vapeur. 1°. Parce qu'il emporte avec soi des parties humides, c'est-à-dire, des parties du sang. 2°. Parce qu'un air chaud passant dans un froid se change en vapeur, & même en eau. Ce n'est pas ici le lieu de prouver cela.

IV. PHENOMENE.

1°. Le volume du sang entrant dans les poumons est plus grand que celui du sang sortant des poumons, puisque le ventricule droit du cœur & l'artere pulmonaire, sont d'une plus grande capacité que le ventricule gauche & la veine pulmonaire.

2°. Le sang est moins vigoureux & a moins de mouvement en entrant dans les poumons, qu'en en sortant.

Car 1°. Si l'on pique l'artere pulmonaire, le sang ne réjaillit pas si loin, que si l'on pique la veine pulmonaire. 2°. Et l'artere pulmonaire & le ventricule droit du cœur sont moins forts que la veine pulmonaire & le ventricule gauche. Ce phenomene est le même que le quatriéme de la premiere proposition.

Ces deux premiers phenomenes prouvent, ce me semble, que le sang quitte quelque chose dans les poumons. Car puisqu'il est en plus grand volume dans le ventricule droit que dans le gauche; ou bien il quite quelque chose dans les poumons, & ne reprend rien en sa place; ou bien il quitte quelque chose dans les poumons, & reprend quelque chose en sa place en plus petit volume; ou bien il n'y quitte rien, mais il s'y condense seulement: mais on ne peut pas dire le premier, parce que s'il quittoit à chaque instant quelque chose, & ne prenoit rien en sa place, sa quantité diminuëroit de plus en plus, ce qui n'est pas. On ne peut pas dire le troisiéme non plus, parce qu'on ne sçauroit expliquer dans cette hypotése, 1°. Comment le sang qui n'est déja guére élastique, si l'on ne supose qu'il est mêlé d'air en globules, peut se condenser si considerablement dans l'instant qu'il passe dans les poumons, n'ayant aucune communication avec l'air exterieur, comme on le supose en ce sentiment, sur tout dans les Pays chauds, ou en Eté dans les autres Pays. 2°. Comment ce sang en sortant des poumons, devient plus vigoureux & plus fort. On ne peut donc dire que le second, sçavoir, que le sang quitte dans les poumons un air rarefié, & y en prend un condensé, puisque ce sang est en plus grand volume, & en même tems plus foible & moins vigoureux en entrant dans les poumons; & qu'il est au contraire en plus petit volume, & plus fort, & plus vigoureux, & plus réjaillissant en en sortant. Je prouverai dans la premiere remarque du premiere phenomene de la troisiéme proposition, qu'un air plus condensé, toutes choses égales, est plus élastique qu'un moins condensé.

V. PHENOMENE.

1°. Ceux qui sont échauffez, sont

sujets à cracher le sang sans effort. 2°. Une saignée étanche ce sang. 3°. Il y a eu des gens qui ont craché tout leur sang en très-peu de tems, sans avoir eu aucun accident qui pût rien fracasser dans leur poitrine.

Le sang dans ces phenomenes sort, ou par des ouvertures faites contre nature dans les rameaux de la veine & de l'artere pulmonaire fracassez, ou par des issuës faites par la nature dans ces mêmes vaisseaux; lesquelles issuës sont ordinairement ouvertes par l'élasticité de l'air mêlé avec le sang dans l'expiration, & extraordinairement par l'effort du sang trop comprimé dans les vaisseaux, ou qu'une grande chaleur rend trop élastique; mais il n'y a nulle apparence qu'il sorte par les rameaux de la veine & de l'artere pulmoniaire fracassez; puisque 1°. il n'a precedé aucun effort capable de rompre ces vaisseaux; puisque 2°. il faudroit que tous les rameaux de la veine ou de l'artere pulmoniaire, ou la veine pulmoniaire elle-même fut brisée, dans le troisiéme phenomene; mais cela n'est point possible, puisqu'il n'a précédé aucun effort capable de faire cet effet. Donc le sang ne sort point, dans ces phenomenes, des vaisseaux de la poitrine rompus : donc il sort par des issuës formées par la nature dans ces vaisseaux, que l'élasticité de l'air ouvre ordinairement dans les expirations, & que le sang ouvre extraordinairement dans les violens efforts, ou lorsqu'il est élastique, & qu'il a un grand mouvement troublé, comme il arrive lorsqu'il est fort échauffé.

VI. PHENOMENE.

On entend un râlement dans la poitrine des mourans, c'est-à-dire, le bruit d'un air qui boüillonne dans un fluide.

Ce bruit est donc causé, ou par un air qui boüillonne dans les humeurs venant des vaisseaux limphatiques, ou par un air qui boüillonne dans le sang, dont il a de la peine à se séparer dans l'expiration : mais dans tous les mourans les poumons ne sont pas inondez par des eaux venant des vaisseaux limphatiques ; & cela ne doit arriver que dans les fluxions de poitrine : donc ce bruit est causé dans ceux qui meurent d'autres maladies que de fluxions de poitrine, par un air boüillonant dans le sang, dont il a de la peine à se séparer de lui-même, & qui ne s'en sépare que par l'effort du mourant ; & dans ceux qui meurent de fluxions, ce bruit vient de deux causes ; sçavoir, de l'air qui boüillonne dans le sang, & de celui qui boüillonne dans les humeurs venant des vaisseaux limphatiques. Je prie le Lecteur de consulter là-dessus la proposition suivante.

VII. PHENOMENE.

Ceux qui sont attaquez de l'hydropisie tympanite, sont enflez d'air comme des ballons.

Cet air est donc, ou les parties insensibles d'air répanduës parmi les parties insensibles des alimens qui resteroient & qui s'amasseroient dans le corps, tandis que celles des alimens s'en iroient par la transpiration, par l'expiration & par les selles; ou bien les petits globules d'air qui étant entrez dans l'inspiration, ne sortiroient pas en même quantité dans l'expiration ; mais il n'y a point de raison pour que ces parties insensibles d'air mêlées parmi celles des alimens, ne fassent pas leurs cours aussi-bien qu'elles ; au contraire il est tout simple & tout naturel que ces petits globules entrez dans l'inspiration, ne sortent pas en même quantité dans l'expiration ; soit parce qu'ils n'ont pas plus d'élasticité que l'air exterieur, ou que la mecanique des poumons est dérangée, & ne leur permet pas de sortir librement : donc il est probable que l'hydropisie tympanite est causée par ces globules, qui ne sortent pas en même quantité dans l'expiration, qu'ils sont entrez dans l'inspiration.

COROLAIRE.

1°. Puisque par la presente proposition, une partie de l'air de l'expiration sort des vaisseaux sanguins. 2°. Puisque par le corolaire du phenomene de la premiere proposition, il y a des soupapes qui s'ouvrent des vesicules bronchiques aux interlobulaires, & non en sens contraire ; il faut donc que l'air que je viens de prouver sortir des vaisseaux sanguins dans l'expiration, ne passe point par les vesicules interlobulaires, mais qu'il aille tout de suite de l'artere pulmonaire dans les bronchiques ; il faut aussi qu'il y ait des soupapes, ou quelque autre industrie pareille qui s'ouvre de l'artere pulmonaire aux vesicules bronchiques, & non en sens contraire.

IV. PROPOSITION.

1°. *La cause qui fait sortir l'air mêlé dans le sang dans l'expiration, est l'élasticité de cet air plus grande que celle de l'air exterieur.* 2°. *Et celle qui pousse l'air qui est dans les poumons hors des poumons, est l'affaissement des poumons; c'est-à-dire, le poids & l'élasticité de leurs vesicules.*

PREMIER PHENOMENE

Pour la premiere partie.

1°. L'air interieur des vaisseaux sanguins est plus chaud que l'exterieur; cela ne demande pas de preuve. 2°. L'air interieur n'est point dilaté à proportion qu'il est échauffé; car il est enfermé dans les vaisseaux sanguins, où il est comprimé par le ressort de ces vaisseaux, & par la compression des chairs qui les environnent.

Par consequent l'air des vaisseaux sanguins a plus d'élasticité que l'air exterieur, & doit réjaillir dedans sitôt qu'il trouve une issuë à peu près comme l'air d'un Thermométre double réjaillit dans l'air exterieur lorsqu'on l'échauffe.

REMARQUE.

Les élasticitez de 2. airs sont en raison réciproque de leur densité & de leur chaleur ; de façon que si la chaleur du premier est comme 1. & sa densité comme 2. & que la chaleur du second soit comme 2. & sa densité comme 1. les ressorts sont égaux : si la chaleur du premier est comme 2. & sa densité comme 2. & que la chaleur du second soit comme 1. & sa densité comme 2. les ressorts sont comme 4. est à 3. mais dans le cas present, la chaleur de l'air interne est comme 4. & sa densité comme 1. & la chaleur de l'air externe est comme 1. & sa densité comme 2. par consequent le ressort de l'air interne est au ressort de l'externe comme 5. est à 3. & doit réjaillir dans cet air. Cela demande d'être un peu plus étendu.

1°. L'élasticité d'un fluide est une force totale ou effort pour s'étendre, résultant du mouvement troublé des parties insensibles du fluide, qui se repoussent les unes les autres; car les fluides ont leurs parties agitées d'un mouvement troublé, comme tout le monde en convient; & elles ne sçauroient avoir ce mouvement sans se repousser mutuellement & tâcher de s'étendre. 2°. Il s'ensuit de là que dans un même espace, plus le mouvement troublé de chaque partie sera grand; ou que plus le nombre de chaque partie sera grand, plus l'effort pour s'étendre, ou l'élasticité sera grande. Ainsi suposez que dans une ligne cubique de fluide le nombre des parties soit comme cent millions, & le degré de mouvement de chaque partie soit comme un, l'élasticité ou force du fluide pour s'étendre, sera comme cent millions; maintenant si chaque partie reçoit un nouveau degré de mouvement, ou si dans le même espace on ajoûte cent autres millions de parties, l'élasticité sera comme deux cens millions; si au contraire vous ôtez la moitié d'un degré de mouvement à chaque partie, ou si vous ôtez cinquante millions de parties en leur laissant le même espace, l'élasticité ou force pour s'étendre, sera comme cinquante millions; si laissant le même nombre de parties & le même degré de mouvement à chaque partie, vous doublez l'espace, l'élasticité sera comme cinquante millions.

II. PHENOMENE.

1°. Ceux qui sont fort échauffez, sont sujets à cracher le sang. 2°. On leur donne du lait pour les empêcher de cracher le sang; mais le sang de ceux qui sont fort échauffez, a ses parties insensibles dans un grand mouvement troublé, puisque la chaleur n'est autre chose que ce mouvement: d'ailleurs ce mouvement t oublé est toûjours suivi d'élasticité, par la remarque sur le phenomene de la proposition pr cedente: donc ce sang a plus d'élasticité que n'en a d'ordinaire le sang; donc ce qui le fait sortir des vaisseaux sanguins, c'est son élasticité; donc ce qui fait sortir l'air, c'est aussi son élasticité: de là vient qu'on donne du lait àceux qui sont ainsi échauffez, pour lier & coll r les parties insensibles du sang, & les empêcher de se repousser, & d'avoir tant d'élasticité.

PHENOMENE

Pour la seconde partie de cette proposition.

1°. Dans les corps morts, les poumons sont toûjours affaissez. 2°. Si on les enfle dans cet état, ils s'affaissent d'eux-mêmes.

Par consequent c'est une cause morte & inanimée, qui fait affaisser les poumons dans les corps morts, & qui fait sortir l'air contenu dedans ; & cette cause est le poids & l'élasticité des vesicules des poumons ; mais cette cause se trouve dans les vivans aussi bien que dans les morts : donc elle agit aussi dans les vivans.

REMARQUE.

La raison pourquoi il entre une plus grande quantité d'air dans les poumons, qu'il n'en passe dans les vaisseaux sanguins, c'est 1°. Qu'il faut qu'il en entre une quantité plus que suffisante, afin qu'il ne manque jamais dans les vesicules interlobulaires & les vaisseaux sanguins. 2°. Qu'il abonde toûjours, & que la dilatation des vesicules bronchiques aide à la circulation, en comprimant les vaisseaux sanguins dû tronc dans l'inspiration, comme je le prouverai dans le 6e. corolaire general.

I. COROLAIRE GENERAL.

Il s'ensuit de ces quatre propositions, que la dilatation involontaire des poumons dans l'inspiration vient de l'élasticité de l'air exterieur, qui passant par les vesicules des poumons pour entrer dans les vaisseaux sanguins pompez par le cœur, les enfle & dilate; car l'air ne sçauroit entrer dans les vaisseaux sanguins sans enfler les vesicules qui sont sur son passage. Ce Corolaire se prouve d'ailleurs par les Phenomenes suivans.

PREMIER PHENOMENE.

1°. Si l'on ouvre la poitrine d'un animal vivant, la dilatation & contraction des poumons dure encore quelque tems après. 2°. Le sang circulant encore dans les vaisseaux sanguins, si on lie la trachée artere d'un animal, ce mouvement des poumons cesse aussi-tôt. 3°. Les poumons n'ont point de muscles; je n'entends point parler ici des oiseaux, mais seulement des quadrupedes.

Je conclus de ces phenomenes, que

la dilatation involontaire des poumons est causée par l'air qui entrant dans les vaisseaux sanguins dilate les vesicules qui sont sur son passage : car 1°. Ou bien elle est causée par la dilatation de la poitrine & le mouvement de ses muscles. 2°. Ou bien par le mouvement de quelque corps qui touche les poumons, sçavoir du sang venant par les vaisseaux sanguins, ou de l'air venant par les bronches, ou de quelque matiere venant par les nerfs, comme seroient les esprits animaux. Mais 1°. ce premier phenomene prouve que ce n'est point la poitrine, qui en se dilatant, fait entrer l'air dans les poumons, lequel ne trouvant aucune résistance entre les poumons & la poitrine, les dilateroit comme il feroit une vessie enfermée dans un souflet, & dont le col ne feroit qu'un même col avec celui du souflet : car si cela étoit, dés que la poitrine seroit ouverte, le mouvement des poumons cesseroit ; de même que lorsque le souflet est crevé, le mouvement de la vessie cesse dans l'instant, d'autant qu'alors l'air pressant autant entre la poitrine & les poumons, que dans les poumons, il n'y a point de raison pour qu'il les enfle. 2°. Ce n'est pas non plus le sang qui les dilate, puisque le sang circulant encore dans les vaisseaux sanguins, si l'on lie la trachée artere d'un animal, le mouvement des poumons cesse; ce ne sont pas non plus les nerfs qui sont cause de cet effet par le moyen des esprits animaux, puisque les poumons n'ont point de muscles, & que les nerfs ne pourroient donner le mouvement qu'au moyen des muscles, suivant les deffenseurs des esprits animaux : il faut donc que ce soit l'air qui soit cause de la dilatation des poumons; & puisqu'il entre dans les vaisseaux sanguins, c'est en entrant dans les vaisseaux qu'il fait cet effet.

PREMIERE REMARQUE.

Il y a deux sortes de dilatations des poumons, l'une volontaire & l'autre involontaire; la volontaire dépend des muscles de la poitrine, qui ouvrant la poitrine, font entrer l'air dans les poumons, & les font dilater, de même qu'en ouvrant un soufflet, on feroit enfler une vessie qui seroit enfermée dedans, & dont le col ne seroit que le même canal avec le col du soufflet ; ce n'est pas de cette dilatation que j'entens parler ici, c'est de l'involontaire.

II. REMARQUE.

La contraction involontaire des poumons vient de l'affaissement des vesicules des poumons, sçavoir, du poids des vesicules & de l'élasticité de ces mêmes vesicules, dont les fibres ont été plus alongées dans l'inspiration que leur longueur naturelle ne porte. Voici plusieurs Phenomenes qui prouvent cela.

PREMIER PHENOMENE.

1°. On trouve toûjours dans les corps morts les poumons contractez. 2°. Si l'on enfle les poumons d'un animal mort, soit dans le corps même de l'animal, soit hors du corps de l'animal, & qu'on les laisse à eux-mêmes, ils se contractent d'eux-mêmes. Ce Phenomene est le même que celui de la seconde partie de la Proposition precedente.

Par consequent la contraction dans les corps morts, vient d'une cause inanimée, c'est-à-dire, qui agiroit dans les corps inanimez, comme le bois, & non d'une cause animée, comme pourroient être ou le sang, ou les esprits animaux, c'est-à-dire, que cette cause est la même que celle qui feroit contracter une vessie, ou un souflet dilaté & laissé à lui-même, sçavoir, le poids & l'élasticité des fibres plus alongées dans la dilatation, que leur longueur naturelle ne porte. Mais cette même cause qui agit dans les corps morts, agit aussi dans les vivans, puisque l'élasticité & le poids des vesicules sont dans les corps vivans aussi-bien que dans les morts: donc, puisque cette cause suffit dans les corps vivans, & que Dieu ne fait rien d'inutile, il faut conclure que Dieu n'a pas joint une autre cause à celle-ci dans les corps vivans; de sorte que le mouvement des poumons est de deux especes; l'un qui leur est externe & qui vient du sang, par lequel ils sortent de leur repos; sçavoir, leur dilatation; l'autre par lequel ils retournent à leur repos qui leur est propre, qui vient de l'élasticité & du poids de leurs fibres, sçavoir, leur contraction. Nous dirons la même chose des muscles.

II. COROLAIRE.

Il s'ensuit du corolaire dernier & de la remarque derniere, que la dilatation & contraction involontaire des poumons ne viennent pas des esprits animaux, puisque la dilatation vient de l'air, & la contraction de l'affaissement des poumons, & que l'une & l'autre ne viennent pas de la dilatation & contraction de la poitrine, ni par consequent des muscles de la poitrine & des esprits animaux qui pourroient animer ces muscles.

III. COROLAIRE.

1°. La dilatation involontaire de la poitrine est causée par la dilatation involontaire des poumons, qui en se dilatant, élargissent la capacité formée par les côtes & le diaphagme. 2°. Et sa contraction involontaire par leur contraction involontaire, l'air exterieur pressant la poitrine en dehors, & l'interieur ne lui résistant pas en dedans.

Car ou le mouvement involontaire des poumons est cause du mouvement de la poitrine; ou le mouvement de la poitrine est cause du mouvement des poumons, puisque lorsque deux mouvemens sont si constament uniformes, que l'un commençant, l'autre commence; que l'un finissant, l'autre finisse; l'un étant acceleré ou retardé, l'autre soit acceleré ou retardé, comme cela se trouve ici, l'un est nécessairement la cause de l'autre; mais le mouvement de la poitrine n'est point la cause du mouvement des poumons, par le corolaire premier & sa remarque. Donc le mouvement des poumons est lui-même la cause du mouvement de la poitrine.

D'ailleurs la nature est une bonne ménagere, & le mouvement des poumons est suffisant pour le mouvement de la poitrine; d'où l'on peut conclure à coup sûr, que le premier est cause du second, puisque l'Auteur de la nature ne fait rien d'inutile.

IV. COROLAIRE.

Le mouvement involontaire de la poitrine ne vient donc pas des muscles de la poitrine, ni par consequent des esprits animaux coulans dans les nerfs.

V. COROLAIRE.

Une cause de la chaleur du sang est le mélange de l'air avec le sang dans les vaisseaux sanguins.

Car la fermentation des liqueurs n'est autre chose qu'un mouvement troublé des parties de deux liqueurs, qui étant de differente grosseur & de differente pesanteur par conséquent, & étant mêlées ensemble, les plus pesantes en descendant font monter les moins pesantes, & les frottent par le côté, & toutes ensemble prennent un mouvement troublé; par exemple, la fermentation des acides avec les alkalis est un mouvement troublé de ces parties, venant de ce que ces parties étant les unes plus grosses & plus pesantes, tombent au fonds, & les autres plus petites & plus legeres sont poussées en haut par les plus pesantes, ce qui ne peut se faire sans qu'elles se frottent les unes les autres, & ne prennent un mouvement troublé ou chaleur. Ce n'est pas ici le lieu de prouver cela plus au long.

Mais les parties de l'air ne sçauroient être précisement de la même pesanteur que les parties du sang, vû principalement que celles du sang sont un assemblage de parties d'une infinité de corps differens ; il faut donc que les parties de l'air mêlées avec celles du sang, prennent un mouvement troublé, ou fermentation, ou chaleur.

REMARQUE.

Il y a encore d'autres causes de la chaleur du sang ; sçavoir, 1°. La principale est le frotement de la partie du sang qui va de la base à la pointe du cœur dans chaque ventricule, contre celle qui va de la pointe à la base, 2°. Le frotement du sang contre les vaisseaux sanguins en circulant ; mais cette matiere n'est pas de notre sujet.

VI. COROLAIRE.

L'air de la respiration est la cause de la circulation.

Car 1°. Dans la respiration l'air entre dans les vaisseaux sanguins, par la premiere Proposition. 2°. Cet air se dilatant dans les vaisseaux par la chaleur qu'il y contracte, occupe un plus grand espace ; ce qu'il ne peut faire, ſans avancer des arteres dans les veines, les ſoupapes ne lui permettant pas de s'étendre en ſens contraire, & ſans entraîner avec lui le ſang avec lequel il eſt mêlé. 3°. Il entre un nouvel air à chaque inſpiration, qui ſe dilatant comme le premier, entraîne & fait circuler le ſang avec lui. 4°. Les poumons dans l'inſpiration preſſant les vaiſſeaux ſanguins du tronc, en pouſſent le ſang aux extrêmitez, & les laiſſant à eux-mêmes dans l'expiration, permettent au ſang d'aller des extrêmitez au tronc, & aident ainſi à la circulation ; de ſorte que l'air de la reſpiration cauſe la circulation de deux façons : la premiere en ſe dilatant dans les vaiſſeaux ; la ſeconde, en preſſant par intervale les vaiſſeaux du tronc.

VII. COROLAIRE.

Le mouvement du cœur eſt cauſé par la circulation du ſang : car ou c'eſt le cœur qui meut le ſang ; ou c'eſt le ſang qui meut le cœur : mais la circulation eſt cauſée par la dilatation de l'air mêlé avec le ſang, & par la compreſſion & dilatation alternative des vaiſſeaux ſanguins du tronc, par le corolaire precedent, & non par le mouvement du cœur: donc c'est le sang qui meut le cœur, & non le cœur qui meut le sang.

PREMIERE REMARQUE

Sur la maniere dont le sang produit le mouvement du cœur.

Le mouvement du cœur consiste en deux sortes de mouvemens; sçavoir, 1°. Dans la dilatation, par laquelle le sang entre dans les ventricules du cœur. 2°. Dans la contraction, par laquelle le sang sort des ventricules du cœur. La contraction se fait lorsque le cœur se tort en ligne spirale, dans lequel mouvement sa largeur se dilate, & sa longueur se contracte plus que sa largeur ne se dilate; en sorte que son volume total se contracte. Je dis que sa largeur se dilate dans la contraction totale & la sortie du sang: car si vous coupez promptement les vaisseaux du cœur d'un animal, & que vous l'ôtiez de la poitrine de l'animal, & que vous le teniez avec le pouce & l'index, vous sentez vos doigts écartez l'un de l'autre de moment en moment par le battement du

cœur

cœur, ce qui est par consequent la dilatation de sa largeur; & dans le même tems vous voyez les oreillettes s'enfler, & quelques goutes de sang sortir des vaisseaux coupez; ce qui est par consequent la contraction totale du cœur & la sortie du sang: au contraire dans l'intervale qui est entre les dilatations de la largeur, le sang qui étoit sorti du cœur, & qui étoit resté à l'orifice des vaisseaux coupez, rentre dans le cœur, & les oreillettes se contractent. Ce qui prouve que la dilatation du volume total du cœur, & l'entrée du sang se fait dans la contraction de la largeur du cœur & la dilatation de la longueur; & que la contraction du volume total se fait dans la dilatation de la largeur, & la contraction de sa longueur, lorsque le cœur se tordant en ligne spirale, & la pointe s'aprochant de la base, le volume total du cœur diminuë.

La cause de la contraction totale du cœur.

Le mouvement du sang étant donc par le present corolaire, la cause du mouvement du cœur, il reste à trouver de quelle maniere il le produit.

1°. Les fibres du cœur sont dans leur étenduë naturelle, soit en longueur, soit en largeur, ou dans la dilatation totale du cœur, ou dans sa contraction totale; mais il est bien naturel qu'elles soient dans leur étenduë naturelle dans la contraction totale, & qu'elles soient au contraire dans la dilatation totale, plus étenduës que ne porte leur étenduë naturelle: donc dans la dilatation totale les fibres du cœur sortent de leur repos & de leur extension naturelle; & dans la contraction totale elles rentrent dans leur repos & leur extension naturelle: donc le mouvement de la contraction totale est propre au cœur, & vient de l'élasticité de ses fibres; de sorte que laissé à lui-même, il doit se contracter; & la dilatation totale seule par consequent vient d'une force externe, sçavoir de la force du sang; & il ne reste plus à trouver que la maniere dont le sang produit cette dilatation totale, qui se fait dans la dilatation de la longueur.

La cause de la dilatation totale du cœur.

Deux sortes de sangs peuvent produire cet effet; sçavoir, 1°. Le sang des grands vaisseaux de l'artere pulmonaire & de la veine cave entrant dans les ventricules. 2°. Le sang des fibres du cœur. Le premier doit necessairement agir dans cet effet; car ayant son mouvement, qui lui vient de l'élasticité de son air, il doit entrer dans le cœur & le dilater comme un air ou une eau entrant dans une vessie la dilate. Le second doit aussi contribuer à la production de ce même effet.

PHENOMENES.

1°. Le mouvement du cœur continuë lorsque ces grands vaisseaux sont coupez, & que la circulation a cessé dans ces vaisseaux. 2°. Le cœur a plus de sang qu'il ne lui en faut pour se nourrir, plus même à proportion que les autres muscles, & par consequent le sang fait en lui un autre effet que de le nourrir, de même qu'il fait dans les autres muscles un autre effet que de les nourrir, comme je le prouverai dans le neuviéme corolaire; & cet autre effet doit être de lui donner du mouvement comme il fait dans les muscles aussi. 3°. Les nerfs du cœur étant coupez, le mouvement du cœur cesse bientôt après.

Je conclus du premier Phenomene, soutenu par les autres, que le sang coulant dans les fibres du cœur est une seconde cause de sa dilatation ; car, 1°. Puisque les nerfs du cœur dans ce premier Phenomene sont coupés, ce ne sont donc point les esprits animaux qui causent sa dilatation, puisque leur source est tarie. 2°. Puisque les grands vaisseaux de ce cœur sont coupés, ce n'est donc pas non plus le sang de ces vaisseaux qui est cause de cette dilatation. 3°. Mais quoique la circulation ait cessé dans les grands vaisseaux, le sang n'a pas encore cessé de couler dans les petits ; sçavoir, dans les vaisseaux coronaires & les fibres du cœur. 4°. Le troisiéme Phenomene paroit donner la raison pourquoi ce sang ne se vuide pas tout de suite par les veines coronaires, mais circule encore quelque tems dans ces vaisseaux & ces fibres ; car puisque les nerfs qui aboutissent au cœur étant coupés, leur mouvement cesse, c'est une preuve que ces nerfs contribuent pour quelque chose à ce mouvement du cœur ; & comme les nerfs ne sont autre chose que des cordons, comme nous le prouverons dans la suite, qui serrent les arteres, y arrêtent le sang, il est probable qu'ils font le même effet ici, & qu'ils serrent les rameaux des arteres coronaires, & y arrêtent le sang. *Voyez le neuviéme Corolaire.* Voilà donc deux forces. celle du sang, qui fait effort pour couler, celle des nerfs, qui fait effort pour l'arrêter. La force des nerfs est continuëment égale, celle du sang enfermé entre le nerf & les soupapes, augmente à tous les instans, parce que son air se dilate de plus en plus. Suposez donc que la force du nerf soit comme deux; que celle du sang soit au premier instant, comme 1. il sera au second comme 2. au troisiéme comme 3. & surmontera par consequent en ce troisiéme l'effort du nerf, ce qui sera repeté, tant que le sang sera tiede, & que l'air mêlé avec lui se dilatera. 5°. Lorsque le sang est retenu par les nerfs dans les arteres, les fibres du cœur se contractant par leur ressort, & n'étant point bandées par la force du sang, se tordent, ce qui est la contraction totale du cœur. 6°. Lorsque les nerfs du cœur ne sont point coupés, ils serrent les rameaux des arteres coronaires, & contribuent ainsi à la contraction des fibres & à la torsion du cœur & à sa contraction totale, en retenant le sang par des fibres ; mais lorsqu'ils sont coupés dans leur prolongement au cerveau, ils ne serrent plus si fort les fibres, c'est pourquoi la contraction totale ou dilatation en largeur, ne se fait plus si bien, & cesse bientôt après, & le cœur demeure dans la dilatation totale, ou dilatation en longueur & contraction en largeur, ses fibres demeurant pleines de sang.

Le second phenomene prouve encore que le sang des fibres du cœur est une seconde cause de sa dilatation. Car il ne faudroit au cœur pour le nourrir qu'un suc lent & en petite quantité, tel qu'est celui des plantes ; ainsi puisque le sang qui coule dans les fibres du cœur a tant de mouvement, il faut qu'il en communique au cœur, & qu'il soit une seconde cause de sa dilatation.

II. REMARQUE.

1°. La raison pourquoi le cœur

n'est pas toûjours dilaté par le sang des grands vaisseaux, mais est alternativement dilaté & contracté, est 1°. Que le cœur est tellement construit que le sang rompt lui-même son cours de moment en moment, & cesse de moment en moment de dilater le cœur, qui se contracte par son élasticité, étant laissé à lui-même; car la partie du sang qui frapant au premier instant la pointe du cœur, le dilate, rencontre en remontant vers la base la partie qui va fraper la pointe au second instant, rompt son effort, & l'empêche de dilater le cœur dans ce second instant: & le cœur étant laissé à lui-même, se contracte par son élasticité.

2°. Que la force de la dilatation est alternativement superieure & inferieure à celle de la contraction; car l'élasticité de l'air mêlé dans le sang, qui est la force de la dilatation, croit à chaque instant, & l'élasticioé des fibres du cœur, qui est la force de la contraction, est continuëment égale. Suposez donc que la force de l'élasticité des fibres soit comme 2. & que celle du sang soit comme 1. au premier instant, le sang restera à l'entrée du cœur ; mais la force du sang croissant de plus en plus, elle sera au second instant comme 2. & sera en en équilibre avec la force de la contraction ; elle sera au troisiéme instant comme 3. & dilatera le cœur ; elle sera au quatriéme comme 1. & le cœur se contractera de rechef. 2°. La raison pourquoi le sang des fibres & vaisseaux coronaires ne tient pas le cœur toûjours dilaté, est que la force du sang qui coule dans ces fibres, qui croit à chaque instant, est inferieure à celle des nerfs qui serrent les rameaux des arteres, qui est continuëment égale ; d'où il s'ensuit, comme je l'ai dit dans la remarque précedente, que la force du sang est alternativement superieure & inferieure à la force des nerfs, & qu'elle ne dilate pas continuellement le cœur, n'innondant pas continuellement ses fibres.

III. REMARQUE.

L'usage de cette succession de dilatation & de contraction dans les animaux est le même que celui des vibrations du pendule dans les horloges ; c'est-à-dire, qu'il est pour retarder & regler le mouvement du sang qui se précipiteroit sans cela, étant poussé par l'élasticité de l'air, d'où s'ensuivroient deux grands inconveniens. Le premier est que les vaisseaux sanguins se romproient par la trop grande vitesse du sang. Le second que la respiration manqueroit bien vite, puisqu'elle manque presque lorsque la circulation va un peu vite, comme il arrive quand on a couru, & que la circulation iroit alors beaucoup plus vite que lorsqu'on a couru.

VIII. COROLAIRE.

L'usage du cœur est, 1°. De pomper les vaisseaux sanguins, & d'introduire par ce moyen l'air exterieur par les poumons dans l'inspiration. 2°. D'échauser le sang par le frotement que la partie qui va de la base à la pointe fait à celle qui va de la pointe à la base. 3°. De retarder & regler le mouvement du sang.

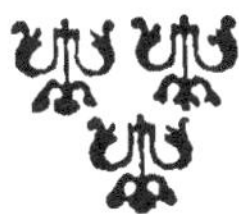

Explication des Phenomenes qui paroissent contraires à ce Corolaire, & au précedent.

PHENOMENE.

Le cœur d'un animal bat encore assez long-tems après qu'on en a coupé les grands vaisseaux, & qu'on l'a ôté du corps de l'animal, ce qui paroit prouver que son mouvement ne vient pas de celui du sang.

EXPLICATION.

1°. Puisque le cœur bat après que ses nerfs sont coupez, son mouvement ne vient donc pas des esprits animaux, puisque la source en est tarie. 2°. Puisque ses grands vaisseaux sont coupez, son mouvement ne vient pas non plus du sang de ces vaisseaux entrant dans ses ventricules. 3°. Puisque la contraction totale du cœur est causée par l'élasticité de ses fibres, elle a donc encore la même cause dans l'experience presente. 4°. Reste donc à trouver la cause de la dilatation totale. Je viens de trouver

:ans la premiere remarque sur le co-
olaire 7. deux causes de la dilatation
lu cœur dans l'animal vivant; sça-
'oir, le sang des grands vaisseaux &
:elui des vaisseaux coronaires & des
ibres. La premiere cause est ôtée ici;
nais la seconde y subsiste encore, &
es nerfs font ici la même fonction
jue du vivant de l'animal, si ce n'est
ju'ils serrent moins les rameaux des
irteres coronaires, d'où vient que
a dilatation cesse bientôt après. Je
prie le Lecteur de consulter la premiere remarque sur le corolaire 7.

IX. COROLAIRE.

La cause des mouvemens musculaires est le mouvement de la circulation; car la circulation doit avoir
son effet, & un effet proportionné
à la quantité de son mouvement,
puisque la nature est une bonne menagere, & ne laisse pas perdre le
moindre dégré de mouvement; cet
effet est donc, 1°. Les differentes
secretions qui se font dans le corps,
comme tout le monde en convient.
2°. Les mouvemens musculaires; car
cet effet doit être proportionné à la

se fait lorsque les corps caverneux sont remplis de sang : car Dionis assûre avoir coupé cette partie à un chien dans le tems qu'elle étoit enflée, & en avoir vû sortir plus de sang qu'elle n'en auroit contenu avant qu'elle ne fût enflée. 2°. Ce sang n'abonde en cette partie, que parce que la veine qui devroit raporter le sang de l'artere, n'en raporte pas autant que l'artere en a aporté ; cela ne peut pas s'operer d'une autre façon. 3°. C'est le nerf qui empêche que la veine ne raporte autant de sang que l'artere n'en aporte, ce qu'il fait par le moyen du ligament suspensoire qu'il serre : car cette partie s'enfle dans le mâle à la seule vûë de la femelle : il faut donc que quelque chose qui va des yeux à cette partie, agisse là dedans : or il n'y a que les nerfs qui aillent des yeux à cette partie par le cerveau où tous les nerfs aboutissent ; donc c'est le nerf qui empêche que la veine ne raporte autant de sang que l'artere en aporte ; ce qu'il ne peut faire qu'en serrant la veine, & diminuant sa capacité par le moyen du ligament.

Je conclus de ce phenomene, que la dilatation de tous les muscles s'opere d'une maniere aprochante de celle de cette partie, raisonnant ainsi du plus connu au moins connu.

IV. PHENOMENE.

1°. Une ou deux saignées ne diminuent pas les secretions, peut-être même qu'elles les facilitent, comme il paroît par les medecines qui operent mieux après les saignées; mais une ou deux saignées diminuent les forces sensiblement : donc c'est dans le sang qu'est la force, & non dans les esprits animaux & les secretions faites dans le cerveau. 2°. Quand on fait mourir un animal en le saignant, ses forces diminuent à mesure que le sang diminuë; mais on ne peut pas dire que les réservoirs des esprits dans le cerveau se vuident avec la même proportion : donc les forces dépendent du sang & non des esprits.

V. PHENOMENE.

Dans les grands efforts, ce ne sont jamais les nerfs qui cassent, mais les vaisseaux sanguins, sur tout dans la poitrine.

Donc les vaisseaux sanguins travaillent dans les efforts plus que les nerfs ; donc c'est la matiere contenuë dans les vaisseaux sanguins, & non celle qu'on supose être dans les nerfs, qui est la cause des mouvemens musculaires.

VI. PHENOMENE.

1°. Les gens sanguins. 2°. Ceux qui ont la poitrine large. 3°. Ceux qui ont les vaisseaux sanguins gros, s'ils ne péchent pas par ailleurs, sont plus forts que les autres.

Je conclus de ces phenomenes, que la force est dans le sang, puisque 1°. Les gens sanguins & ceux qui ont les vaisseaux larges, toutes choses égales, sont plus forts que les autres; puisque 2°. Ceux qui ont la poitrine large, sont aussi plus forts que les autres; & que le sang de ces gens-là recevant une grande quantité d'air dans les poumons, doit avoir un grand mouvement, le mouvement du sang venant de l'élasticité de l'air qui est mêlé avec lui.

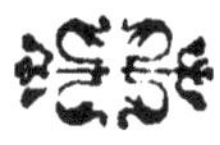

REMARQUE.

La maniere dont le sang produit les mouvemens musculaires.

Le mouvement musculaire est composé de deux sortes de mouvemens ; sçavoir, de la contraction en longueur du muscle, par lequel la partie qui lui est attachée, est tirée ; & de sa dilatation en longueur, par laquelle la partie attachée se remet dans son repos, ou est tirée par le muscle antagoniste. Il s'agit de sçavoir si le sang influë dans ces deux sortes de mouvemens, & comment.

La contraction en longueur du muscle.

La contraction en longueur du muscle vient de l'élasticité de ses fibres, qui étant plus alongées dans la dilatation en longueur, que leur longueur naturelle ne porte, se contractent, lorsque le sang ne coulant plus à travers le muscle, parce que l'artere musculaire est serrée par le nerf, ne fait plus effort sur lui, & ne se dilate plus en longueur & en volume total.

PHENOMENES.

1°. La contraction en longueur du cœur vient de l'élasticité de ses fibres, par le septiéme corolaire. 2°. Dans ses dilatations en longueur son volume total augmente, puisque le sang y entre dedans. 3°. Dans cette même dilatation en longueur, sa largeur diminuë, comme on le voit à l'œil & au toucher. 4°. Glisson a trouvé qu'en mettant son bras dans l'eau, lorsqu'il serroit les bras, & contractoit en longueur les muscles, l'eau descendoit ; & par consequent le volume total des muscles diminuoït. 5°. Le muscle se ride en se contractant en longueur. 6°. Il pâlit aussi. 7°. Si l'on coupe un muscle en largeur par le milieu, les deux moitiez se contractent en longueur ; & le muscle antagoniste se contracte lui-même en longueur, & tire la partie attachée aux deux muscles. La même chose arrive, si l'on coupe seulement le tendon du premier muscle. 8°. Si on lie son bras avec un fil, & qu'on serre le poing, on sent les muscles serrez fortement par ce fil.

Je conclus du premier phenomene,

que la contraction en longueur de tous les muscles vient de l'élasticité des fibres, puisque celle du cœur qui est un muscle lui-même, vient de là, & qu'on doit conclure de tous les muscles par un. Je conclus du second, quatriéme, cinquiéme, sixiéme, que dans la dilatation en longueur des muscles, leur volume total augmente; du troisiéme & huitiéme, que dans la dilatation en longueur leur largeur diminuë; du septiéme, 1°. Que les fibres d'un muscle sont plus alongées que leur extension naturelle ne porte, lorsqu'il est en équilibre avec son antagoniste. 2°. Que l'élasticité des fibres est cause de la contraction de la longueur: du second, que la largeur du muscle dans la contraction de la longueur n'augmente pas autant que la longueur diminuë: du second, quatriéme, cinquiéme, sixiéme, qu'il sort quelque matiere du muscle dans sa contraction en longueur.

Je conclus enfin de tous ces phenomenes joints ensemble, que le sang ne coule pas à travers le muscle dans la contraction en longueur; qu'il en sort au contraire par la veine, & que cette contraction vient de l'élasticité des fibres du muscle qui agissent pour lors n'étant pas bandées par le sang qui ne passe point à travers ; enfin, que le nerf qui est nécessaire dans cette operation par le phenomene second du corolaire present, est aparemment la cause qui empêche le sang de passer à travers le muscle en liant les rameaux de l'artere.

La dilatation en longueur du muscle.

Il suit des phenomenes ci-dessus, que la dilatation en longueur du muscle vient de la force du sang, qui n'étant pas retenu par le nerf dans l'artere, entre dans le muscle, & bande ses fibres.

Enfin il suit de tout ce que je viens de dire, qu'on peut comparer les muscles, & par consequent le cœur qui est lui-même un muscle, à un arc de Tourneur, la dilatation de la longueur du muscle, & sa tension causée par le sang, à la dilatation de la hauteur ou longueur de l'arc, & à sa tension causée par la force du Tourneur ; la contraction de la longueur du muscle, & sa détension causée par l'élasticité de ses fibres, & la traction de la partie attachée au muscle, à la contraction de la longueur ou hauteur de l'arc, à sa détension, & à la traction du tour causée par l'élasticité de l'arc.

Explication des Phenomenes qui paroissent contraires à ce Corolaire.

PHENOMENE.

1°. Une grenoüille à qui on a ôté tout ce qu'elle avoit dans le tronc, vit & saute plus d'une heure après. 2°. Plusieurs petits animaux vivent encore assez long-tems après qu'on leur a coupé la tête; ainsi la vipere rampe, & la mouche vole long-tems après. 3°. La queuë d'un lezard coupée remuë. 4°. Un ver coupé en plusieurs morceaux remuë aussi 5°. Les chairs d'une tortuë coupée en deux palpitent plusieurs heures après. 6°. L'on voit souvent de la palpitation dans les chiens que l'on dissèque, sur tout dans sa poitrine.

REPONSE.

1°. Ces phenomenes sont tout-à-fait contraires aux esprits animaux:

car il paroît que la cause de ces mouvemens est la même dans tous ces phenomenes ; mais dans la plûpart les nerfs sont coupez , & les parties mûës n'ont plus de communication avec le cerveau ; par consequent la source des esprits animaux est tarie , & les mouvemens n'en viennent donc pas.

2°. Puisque la circulation dans les grands vaisseaux sanguins de ces parties a cessé , ce mouvement ne vient donc pas du sang de ces vaisseaux non plus. 3°. Puisque la contraction de la longueur des muscles vient de l'élasticité de leurs fibres trop alongées dans la dilatation de la longueur du muscle, cette cause agit donc encore dans ces phenomenes. 4°. Reste donc à trouv r la cause de la dilatation en longueur. 1°. L'air contenu dans le sang en se dilatant par la chaleur du corps, fait circuler & avancer le sang. 2°. Dans les fibres des parties coupées de ces animaux , il reste encore du sang que l'air avec lequel il est mêlé, continuë à pousser, & qu'il est tiéde , & que le nerf qui lie l'artere musculaire , empêche d'avancer. Voilà donc deux forces contraires ; sçavoir, le nerf d'un côté , & le sang de l'autre.

Le nerf a un mouvement égal & continu. Le ſang ou l'air interieur en a un qui croît à tous les inſtans. Supoſez donc que le nerf ait deux degrez de mouvement, & que l'air interieur, ou le ſang en ait au premier inſtant un, il en aura au ſecond deux, au troiſiéme trois; & par conſequent il forcera le nerf au troiſiéme, inondera le muſcle, & le dilatera; ce qui ſera repeté tant que le ſang ſera tiéde. Ce mouvement ſera different ſelon la ſituation des fibres : ainſi dans des fibres qui formeront une longueur avec peu de largeur & de profondeur, comme dans la queuë d'un lezard, ce mouvement ſera un remuement alternatif de la droite à la gauche, & de la gauche à la droite.

Dans les fibres qui formeront une longueur avec largeur & profondeur, comme dans les chairs d'une tortuë coupée en deux, & même dans certains endroits des chairs d'un chien diſſequé, ce mouvement ſera une palpitation; ainſi après que la circulation generale a ceſſé dans les grands vaiſſeaux ſanguins, ce ſang continuant encore à couler dans les fibres des chairs, y produit encore quelque mouvement.

X. COROLAIRE.

Il n'y a point d'esprits animaux.

Puisque Dieu n'a rien fait d'inutile, & que ces esprits animaux, s'ils existoient, seroient pour les mouvemens naturels & musculaires ; & que ces mouvemens ont déja une cause, sçavoir l'élasticité de l'air mêlé avec le sang. Ce corolaire est confirmé par une infinité de preuves tirées de la raison seule & des phenomenes.

1°. Le principe sur lequel sont appuyez les esprits animaux, n'est pas nécessaire aux consequences qu'on en tire. Car 1°. Le principe sur lequel ils sont appuyez, est que les nerfs étant liez ou coupez, le mouvement cesse ; mais ce phenomene prouve bien que les nerfs sont nécessaires aux mouvemens, mais non pas en aportant des esprits animaux pour cela, puisqu'il y a d'autres façons dont ils peuvent servir ; sçavoir, en serrant l'artere, & que la même chose arrive, l'artere ou la veine étant liée ou coupée : donc ce principe n'est point certain. 2°. Il y a un nombre infini de phenomenes & de preuves tirées de la raison qui prouvent

prouvent qu'il n'y a point d'esprits animaux ; car ces esprits animaux pourroient agir de trois façons sur les muscles. 1°. Comme l'air dans une vessie. 2°. Comme l'acide dans l'alkali. 3°. Comme le feu dans la poudre ; mais ils ne sçauroient agir de ces trois façons.

Contre les Esprits animaux en general.

PREMIER PHENOMENE.

1°. Il a été dissequé dans l'Academie des Sciences de Paris le cerveau d'un bœuf, dur comme la pierre, & dans lequel il n'a été trouvé que très-peu de cavitez & très-peu de parties propres à filtrer ces esprits animaux. 2°. Il a été dissequé dans cette même Academie la tête d'un enfant qui a vécu plusieurs heures, dans laquelle on a trouvé très-peu de parties propres à filtrer les esprits animaux. 3°. Les hydrocephales ont le cerveau tourné en lymphe, & n'ont point de glandes propres à filtrer les esprits animaux. 4°. Le cœur a beaucoup moins de nerfs à proportion que les autres muscles ; & il a pourtant plus de mouvement qu'eux.

Je conclus de ces phenomenes, qu'il n'y a point d'esprits animaux, de quelque maniere qu'on les fasse agir : car dans les trois premiers phenomenes, les esprits ne peuvent pas se filtrer dans le cerveau, puisque les glandes manquent ; & dans le quatriéme, la proportion ne se trouve point entre la quantité de mouvement & la quantité de nerfs ou d'esprits.

II. PHENOMENE.

Il n'entre aucune matiere dans le muscle dans sa contraction en longueur ; il en sort au contraire quelqu'une, par le troisiéme corolaire ; donc il n'y a point d'esprits animaux.

Preuve tirée de la raison seule.

Il faut assigner une cause du mouvement des esprits animaux : or on ne sçauroit en assigner aucune ; car cette cause seroit, ou Dieu immediatement par lui-même ; ou l'ame, soit raisonnable, soit sensitive ; ou le sang : mais il n'y a aucune de ces causes qui puisse mouvoir ces esprits. 1°. Ce n'est point Dieu immediatement. Car si Dieu les mouvoit immediatement par lui-même, le mouvement augmenteroit de plus en plus dans le monde de toute la quantité que recevroient les animaux, puisque le mouvement ne s'anéantit point, & que les animaux meuvent les corps qui les environnent : D'ailleurs Dieu multiplieroit les êtres sans necessité, en produisant un movement nouveau, pouvant se servir du mouvement existant déja. Enfin Dieu agiroit contre les loix qu'il a établies, & miraculeusement mouvant les corps par soi-même & non par d'autres corps, puisque nous voyons qu'il meut les autres corps par d'autres corps, & non immediatement par lui-même. 2°. L'ame raisonnable & sensitive ne peuvent pas non plus être la cause de ce mouvement : car cette ame n'a pas le pouvoir de produire du mouvement, comme tout bon Physicien en conviendra. 3°. Ce n'est pas le sang qui meut ces esprits non plus, puisqu'en ce cas-là il faudroit encore chercher la cause du mouvement du sang, & que les êtres seroient multipliez sans necessité, le mouvement passant du sang aux esprits animaux, au lieu d'aller tout droit aux muſcles, ſans paſſer par ces eſprits. Ce mouvement ne vient donc aux eſprits d'aucune cauſe, & par conſequent n'exiſte point.

Contre la premiere maniere de ſoûtenir les Eſprits animaux.

PREMIER PHENOMENE.

Dans ce ſiſtême les eſprits ſont une liqueur qui a une viteſſe, & par conſequent un mouvement extrême; cependant ſi on lie les nerfs, ou même le tronc de tous les nerfs, ſçavoir la mouëlle alongée, on ne s'aperçoit d'aucune enflure.

Mais ſi les nerfs étoient de petits canaux pleins d'une liqueur infiniment plus vite que le ſang, on devroit s'apercevoir de quelque enflure, de même qu'on s'en aperçoit en liant une veine & une artere.

II. PHENOMENE.

Si les nerfs étoient creux, & étoient des canaux qui portaſſent une liqueur du cerveau aux muſcles, on pourroit injecter quelque liqueur, comme de l'eau, par ces nerfs, ce qu'on ne peut pas faire. Que si l'on dit que l'eau ne seroit pas une liqueur assez subtile pour cela ; je répons que ce qu'on apelle liqueur subtile ici, c'est sans doute une liqueur dont les parties insensibles sont fort petites. Or je dis que les esprits ne sçauroient avoir les parties plus petites que celles de l'eau; car ces esprits animaux seroient des parties du sang ; mais les parties du sang sont les parties du chile ; les parties du chile dans celui qui se nourrit de pain & d'eau, sont les parties du pain & de l'eau : par consequent les esprits de cet homme ne sçauroient être une matiere plus subtile que l'eau.

III. PHENOMENE.

Si l'on coupe un nerf ou le tronc de tous les nerfs, on n'aperçoit aucune liqueur, non-seulement avec les yeux, come on aperçoit la plûpart des liqueurs; mais même avec le toucher come on aperçoit le vent : cependant si ce nerf étoit plein d'une liqueur, qui eût infiniment plus de vitesse que ni le sang ni le vent, elle devroit au moins se faire sentir par le toucher :

d'ailleurs, si l'on attache au nerf une vessie qui tienne la place du muscle, cette liqueur ne l'enfle pas le moins du monde ; cependant, puisqu'elle enfle le muscle, elle devroit aussi enfler cette vessie. Ainsi tout cela prouve que les nerfs ne sont pas des canaux pleins d'une liqueur coulante.

IV. PHENOMENE.

Les canaux qu'on supose être dans les nerfs ne sont pas plus étroits que les pores des muscles ; car suposé qu'ils fussent plus étroits, les tuniques ou parois de ces canaux auroient leurs pores beaucoup plus étroits, afin que la liqueur contenuë dans les canaux ne les penetrât point ; & en ce cas les nerfs seroient beaucoup plus pesans que les muscles, ce qui n'est point. Les canaux qu'on supose être dans les nerfs ne sont donc pas plus étroits que les pores des muscles.

Comment donc ces esprits contenus dans ces canaux ne penetrent-ils pas les pores des muscles comme un filet sans les enfler ?

V. PHENOMENE.

Le mouvement du muscle se fait dans un instant.

Or dans l'hipotése que je combats, les muscles doivent être regardez comme le bassin d'une fontaine, les nerfs comme les tuyaux, & les esprits comme la liqueur qui remplit le bassin; mais en ce cas, la capacité de la dilatation du muscle ou bassin seroit au moins deux cens fois plus grande que la capacité du nerf ou canal, & par consequent la vitesse des esprits animaux dans les nerfs devroit être au moins deux cens fois plus grande que la vitesse de l'enflure ou dilatation du muscle, en suposant que le volume total du muscle augmente dans sa contraction totale, ce qui n'est pas; mais cette enflure ou dilatation se fait dans un instant comme on peut voir dans un homme qui parle, qui joue des instrumens, qui court: Donc il faut que la liqueur ou les esprits animaux parcourent les nerfs dans une espace au moins deux cens fois plus court qu'un instant, laquelle vitesse est tout-à-fait hors de vraisemblance.

2°. Le mouvement de ces esprits seroit encore plus incroyable que la vitesse; car 1°. Leur vitesse est d[illegible]ux cens fois plus grande que la vitesse de l'enflure du muscle, par le phenomene dernier. 2°. Leurs canaux seroient extrêmement petits, par la suposition de leurs défenseurs, & leur frotement seroit par consequent très grand, & une grande partie de leur mouvement seroit perduë par le frotement. Le mouvement des esprits animaux seroit donc encore plus grand que leur vitesse ne marqueroit.

VI. PHENOMENE.

Les canaux qu'on supose être dans les nerfs étant tels qu'on les supose ; c'est-à dire, extrêmement petits, une grande partie du mouvement seroit inutile & perduë.

Car le frotement des esprits contre les parois des canaux si étroits, emporteroit une grande partie de leur mouvement, & la nature n'auroit été guére sage de ne pas épargner davantage le mouvement en donnant aux esprits, non pas une infinité de petits canaux, mais un seul comme au sang, ce qui auroit épargné un frotement infini.

VII. PHENOMENE.

Ces esprits ne brisent point leurs canaux.

Mais suposons pour un moment que les esprits ayent cette vitesse qu'on leur supose, elle est en ce cas au moins égale à celle de la poudre enfermée dans un canon ; mais une liqueur poussée dans les muscles avec autant de vitesse que la poudre enfermée dans un canon, devroit briser les muscles & les nerfs eux-mêmes.

VIII. PHENOMENE.

Cette liqueur étant arrivée dans les muscles, doit, ou remonter au cerveau lorsque le muscle se dilate en longueur, ou sortir par les pores du muscle.

Mais 1°. Elle ne sort pas par les pores des muscles, parce qu'elle n'auroit pas enflé les muscles, si elle avoit pû passer par leurs pores ; d'ailleurs les muscles demeurent contractez peu ou beaucoup de tems, selon qu'il plaît à la volonté ; ce qui ne pourroit arriver, si la liqueur qui les enfle, penétroit leurs pores : enfin tout le sang ne suffiroit pas pour fournir à la quantité d'esprits qui s'évaporeroient si cela étoit. 2°. Ces esprits ne remontent pas au cerveau non plus ; car si cela étoit, ils devroient enfler le cerveau, & y porter des coups violens, ayant une vitesse si grande ; ce qu'on ne sçauroit avancer.

Contre la seconde maniere de soûtenir les Esprits.

PREMIER PHENOMENE.

Les esprits animaux ne fermentoient point dans le sang, avant que d'être separez dans le cerveau.

Par consequent ils ne sçauroient fermenter avec la matiere qui est dans les muscles, après en avoir été separez dans le cerveau : car la matiere qui est dans ce muscle, est du sang ou quelqu'autre liqueur tirée du sang ; mais ces mêmes parties, qui un moment auparavant étant mêlées avec le sang & cette liqueur que l'on pourroit suposer être dans le muscle, ne fermentoient point, ne fermenteront point un moment après étant mêlées dans le muscle avec cette même matiere, pour en avoir été separées dans le cerveau.

II. PHENOMENE.

Le muscle est un composé d'une infinité de fibres ou filamens, qui sont eux-mêmes une suite d'une infinité de petites vesicules; & comme le volume du muscle est au moins deux cens fois plus grand que celui du nerf, ces filamens ne sçauroient se partager dans chaque vesicule, & peuvent tout au plus aboutir à un bout de chaque fibre.

Mais cette structure paroît n'être point faite pour une fermentation; car si l'on verse une liqueur acide dans un bout d'une file de bouteilles, ayant communication les unes aux autres, & pleines d'alkali, la fermentation 1°. ne se répandra pas promptement dans les bouteilles éloignées. 2°. Ne s'y répandra pas même dans toutes; que si l'on prétend que ces esprits sont à l'égard de la liqueur musculaire, comme le feu est à l'égard de la poudre, je répondrai à cela dans les phenomenes suivans.

III. PHENOMENE.

La contraction en longueur du muscle cessant, il faut ou que ces esprits sortent du muscle par les pores, ou qu'ils remontent au cerveau.

Mais l'un & l'autre sont impossibles. Car 1°. Ils ne sçauroient passer par les pores du muscle, parce qu'en ce cas-là ils ne l'auroient pas enflé, & qu'on verroit sortir quelque chose du muscle

2°. Ils ne remontent pas au cerveau non plus, puisqu'il faudroit en ce cas qu'ils enflassent aussi le cerveau, ce qu'on n'oseroit pas aussi avancer. Voyez là-dessus le septiéme phenomene sur la premiere maniere de soûtenir les esprits animaux.

IV. PHENOMENE.

1°. La contraction en longueur du muscle dure tant qu'il plaît à la volonté. Et 2°. ne dure qu'un seul instant quand elle veut.

Mais 1°. La fermentation d'un acide avec un alkali dure plus d'un instant. 2°. Cette fermenration étant quelque chose de naturel, il ne dépendroit pas de la volonté de l'arrêter dans le moment qu'elle voudroit. 3°. Il ne dépendroit pas d'elle non plus de la faire durer tant qu'elle voudroit; que si l'on dit qu'elle la fait durer long-tems en faisant couler long-tems de l'acide dans le muscle,

&

& peu en y en faisant couler peu long-tems ; je répons à cela 1°. Que faisant couler beaucoup d'acides, la fermentation devroit augmenter à proportion de l'augmentation d'acides. 2°. Que la quantité d'acides augmentant de plus en plus, & dominant enfin sur l'alkali, la fermentation devroit enfin cesser, à moins qu'on ne veüille que cette fermentation soit toute extraordinaire & miraculeuse.

V. PHENOMENE.

Le muscle n'enfle jamais outre mesure, & ne creve jamais ; & lorsqu'il y a rupture dans les grands efforts, c'est dans les vaisseaux sanguins, sur tout dans la poitrine qu'elle se fait.

Cependant une fermentation enfermée dans un vase, ne peut pas ne pas crever son vase quelquefois, lorsque la dose de l'une ou l'autre liqueur est trop forte, & qu'elle est enfermée dans son vase de toutes parts, comme on le supose ici.

VI. PHENOMENE.

On ne sent aucune chaleur dans le

muscle dans la contraction de sa longueur.

Cependant toute fermentation est un mouvement troublé des parties insensibles, & par consequent une chaleur.

Contre la troisiéme maniere de soûtenir les Esprits.

PREMIER PHENOMENE.

La contraction dure peu ou beaucoup de tems, suivant qu'il plaît à la volonté.

Mais si ces esprits étoient un feu, & la matiere musculaire une poudre, il ne dépendroit pas de la volonté de faire durer ce feu peu ou beaucoup de tems.

II. PHENOMENE.

Le mouvement du muscle se fait toutes les fois qu'il plaît à la volonté.

Mais si la matiere musculaire étoit une poudre, il faudroit qu'elle servît toutes les fois que le muscle se meut; mais la poudre ne sert pas plusieurs fois.

III. PHENOMENE.

La contraction en longueur du muscle cessant, ces esprits qui ont, pour ainsi dire, mis le feu dans le muscle, que deviennent-ils ? Remontent-ils au cerveau ? S'évaporent-ils à travers les pores du muscle ?

On ne sçauroit dire ni l'un ni l'autre, par le phenomene huitiéme de la premiere maniere de soûtenir les esprits, & le troisiéme de la seconde.

IV. PHENOMENE.

Le muscle ne creve jamais, quoique le mouvement y soit aussi grand que celui de la poudre.

Cependant les canons & les fusils crevent assez souvent.

V. PHENOMENE.

On ne sent aucune chaleur dans le muscle.

Cependant on devroit en sentir quelqu'une, s'il s'y passoit ce qui se passe dans le fusil.

Enfin il suit de tous ces phenomenes, que les esprits animaux ne peuvent agir d'aucune maniere, & qu'ils n'existent par consequent pas.

PREMIERE REMARQUE.

La matiere du cerveau est, 1°. Un assemblage d'une infinité de nerfs, sçavoir la partie calleuse, 2°. Un assemblage d'une infinité de veines & d'arteres, sçavoir la partie candriée. 3°. Il y a outre cela plusieurs glandes, dont l'usage est de filtrer la pituite.

XI. COROLAIRE.

1°. L'usage du nerf dans la contraction en longueur du muscle dans les mouvemens musculaires, est de serrer l'artere du muscle, puisque le nerf n'est point creux, & qu'il ne peut servir qu'en cordon ; & que faisant cet office, il ne peut avoir d'autre usage que d'arrêter le sang, & l'empêcher de couler à travers le muscle en serrant l'artere. 2°. Dans le cœur, son usage est d'être une des causes de l'alternative de dilatation & de contraction du cœur : de-là vient que ces nerfs étant ou coupez ou liez, cette alternative est bientôt ôtée, & le mouvement du pendule cesse, & celui des poumons qui dépend de celui du cœur, par la remarque troisiéme sur le ſeptiéme corolaire, ceſſe auſſi. 3°. Dans les poumons ſon uſage eſt peut-être ſeulement de les rendre ſenſibles ; peut-être auſſi contribuë-t'il encore à leur élaſticité.

II. REMARQUE.

Le mouvement par lequel les nerfs ſerrent les veines dans les mouvemens muſculaires, lui vient 1°. Tantôt des corps exterieurs, qui par la lumiere, le ſon, &c. qu'ils renvoyent, tirent & contractent les nerfs des ſens, & par leur moyen tirent les nerfs muſculaires & les contractent. 2°. Tantôt ce mouvement lui vient du ſang du cerveau ſans le ſecours des corps exterieurs, lequel ſang agit ſur les nerfs de la même maniere que le ſon, la lumiere, &c.

Pour la premiere partie de cette Remarque.

PREMIER PHENOMENE.

La verge s'enfle dans un animal à la ſeule vuë d'une femelle.

1°. Par le ſecond phenomene du

neuviéme corolaire, l'enflure de cette partie est causée par le sang qui est arrêté dans les corps caverneux, & le sang ne sçauroit être arrêté dans les corps caverneux que par le nerf qui serre la veine par le moyen du ligament suspensoire. 2°. La vûë d'une femelle ne peut agir sur cette partie de l'animal que par les yeux. 3°. Les nerfs des yeux & ceux de cette partie aboutissent tous au cerveau : d'où je conclus que le mouvement par lequel les nerfs serrent la veine de cette partie, leur vient du mouvement de la lumiere renvoyée par la femelle, & agissant sur les nerfs des yeux du mâle; & par eux, sur les nerfs de cette partie dans le cerveau.

II. PHENOMENE.

Au bruit d'un coup de fusil tiré de prês & inopinément, nous tremblons de tous nos membres involontairement.

Mais 1°. Les nerfs de tous les muscles aboutissent au cerveau. 2° Ceux des oreilles y aboutissent aussi. 3°. Ce bruit agit sur tous les muscles, dans le phenomene present, & il ne sçauroit agir sur eux que par les nerfs des oreilles : donc le mouvement par lequel les nerfs serrent les arteres des muscles, dans ce phenomene, leur vient du mouvement du son du fusil agissant sur les nerfs des oreilles ; & par eux, sur les nerfs de tous les muscles dans le cerveau.

Pour la seconde partie de cette Remarque.

PHENOMENE.

1°. La nuit en dormant il nous arrive la même chose que dans les phenomenes precedens, sans que les corps exterieurs agissent sur nous. 2°. Ceux qui jeunent sont plus sujets à rêver que d'autres. 3°. Certains mets font plus rêver que d'autres.

Mais 1°. Les corps exterieurs ne sçauroient agir dans le cas present. 2°. Le cerveau a part à ce mouvement. 3°. Les nerfs sont tirez de la même maniere que s'ils l'étoient par le bruit du fusil. 4°. Selon que le sang est differemment affecté par les differentes nourritures ou autres causes, les effets sont differens. 5°. Je conclus de-là que le sang qui est dans le cerveau, fait donc le même effet que le bruit du fusil, & que le son ou la lumiere dans les phenomenes precedens.

XII. COROLAIRE.

Le mouvement vermiculaire des boyaux paroît n'être pas un mouvement naturel continu, causé par le mouvement des fibres transversales & circulaires ; mais un mouvement contre nature & accidentel.

Car tous les mouvemens des animaux ont pour premier mobile l'air en globules mêlé dans le sang, par le corolaire sixiéme ; & pour second, la circulation qui agit dans les sécretions en passant à travers des glandes, comme à travers des cribles, & dans les mouvemens musculaires par le mouvement des muscles, par le neuviéme corolaire : mais il faudroit bien des misteres, pour que le sang causât ce mouvement vermiculaire : donc il faut s'en défier. D'ailleurs le phenomene suivant prouve que ce mouvement est contre nature, & vient de la condensation non-uniforme de la matiere contenuë dans les fibres des boyaux, causée par le froid de l'air exterieur lorsqu'ils sont exposez à l'air, ou par quelqu'autre cause, si c'est dans le corps même de l'animal.

PHENOMENE.

1°. Dans certaines maladies les boyaux se noüent, & l'on sent de grandes tranchées.

2°. Si l'on ouvre le peritoine d'un animal, on ne verra le mouvement vermiculaire des boyaux que long-tems après, lorsque ces boyaux commenceront à se réfroidir. 3°. Ce mouvement dure assez long-tems après la mort de l'animal. 4°. Ces boyaux coupez par morceaux ont le même mouvement, mais moindre que lorsqu'ils sont entiers.

1°. Le mouvement vermiculaire des boyaux après la mort, ne vient donc ni des esprits animaux, ni de la circulation generale; puisque 1°. L'animal est mort, & que les esprits ni la circulation generale ne vont par consequent pas; puisque 2°. Ce mouvement continuë, lorsque les boyaux sont hors du corps.

2°. La cause de ce mouvement paroît être la même que celle du nouëment des boyaux, c'est-à-dire, une cause non-continuë & ordinaire, mais extraordinaire & accidentelle.

3°. Il y a du sang ou une autre liqueur semblable dans les fibres de ces boyaux, & ce sang est tiéde & mêlé d'air tiéde; mais cet air tiéde exposé à l'air, doit se condenser non-uniformement dans ces boyaux, s'ils tiennent encore au corps de l'animal, & ne sont point coupez, parce qu'ils ne sont pas exposez également à l'air exterieur, étant repliez les uns sur les autres, & que l'air interieur n'est pas non plus uniformement chaud; de sorte que cet air ne se condensant pas uniformement, les boyaux doivent se retirer en certains endroits, & s'alonger en d'autres; en un mot, faire en plus de tems & plusieurs fois ce qu'une bande de cuir ou un parchemin fait auprès du feu en moins de tems & une seule fois; si les boyaux sont coupez par morceaux, outre cette cause, il doit s'y en joindre une seconde, sçavoir, celle qui est assignée dans la remarque sur le second phenomene qui paroît oposé au neuviéme corolaire, c'est-à-dire, que l'air qui est mêlé dans le sang, ou le suc qui est dans les fibres des boyaux, continuant à se dilater & à circuler, surmonte par intervales l'effort de l'air exterieur apliqué à l'extrêmité des fibres, & qui s'opose à la sortie de la matiere contenuë dedans; ce qui fait encore un mouvement dans ces morceaux de boyaux. Si les boyaux sont entiers & dans le corps de l'animal, le mouvement est plus grand que lorsqu'ils sont coupez; & la cause de l'augmentation de mouvement est pour lors l'air enfermé dans les boyaux, qui se condensant non-uniformement en differens endroits des boyaux, suivant qu'il est plus ou moins couvert, plus ou moins chaud, & en plus grande ou plus petite quantité, cause differens repliemens dans les boyaux: la preuve en est que l'on voit les boyaux s'enfler en divers endroits, & se désenfler en d'autres.

PREMIERE REMARQUE.

Il y a aparence que ce même mouvement arrive dans les boyaux couverts dans certaines coliques, comme dans le miserere, puisqu'on trouve dans ces animaux les boyaux noüez.

II. REMARQUE.

L'expulsion des excremens hors des boyaux, vient 1°. De la figure des boyaux qui vont en s'élargissant. 2°. De la lubricité des boyaux qui sont très-glissans en dedans. 3°. De la pression & dilatation alternative des boyaux par le diaphragme. 4°. De la dilatation de la matiere contenuë dans les boyaux, sçavoir, de l'air & autre. 5°. De ce que les boyaux se ferment à l'endroit où finit la matiere, & la poussent vers la partie où les boyaux sont les plus larges, c'est-à-dire, en-bas.

XIII. COROLAIRE.

L'air de la respiration passé en globules dans les vaisseaux sanguins, & mêlé avec le sang, est le premier mobile dans les animaux. Car 1°. Cet air, par le premier corolaire est la cause de la dilatation involontaire des poumons. 2°. La dilatation des poumons, par le troisiéme corolaire est la cause de la dilatation involontaire de de la poitrine. 3°. Ce même air, par le corolaire cinquiéme, est la cause de la chaleur du sang. 4°. Il est encore la cause de la circulation du sang, par le corolaire sixiéme, 5°. La circulation est la cause de la dilatation en longueur du cœur, par le corolaire septiéme; & de la dilatation en longueur des muscles, par le corolaire neuviéme & des secretions; ce qui ne demande point de preuve, c'est-à-dire, que l'air est la cause de tous les mouvemens des animaux, excepté de celui des nerfs, qui vient souvent des corps exterieurs; & de la contraction en longueur du cœur, qui vient de l'élasticité des fibres du cœur; & de la contraction en longueur des muscles, qui vient de l'élasticité de leurs fibres: de sorte que l'air est le premier mobile dans les animaux, & qu'on peut l'apeller le principe de la vie, & qu'on peut dire avec fondement que c'est dans ce sens, que l'Ecriture l'a apellé l'air de la vie.

Inspiravit Deus in faciem hominis spiraculum vitæ.

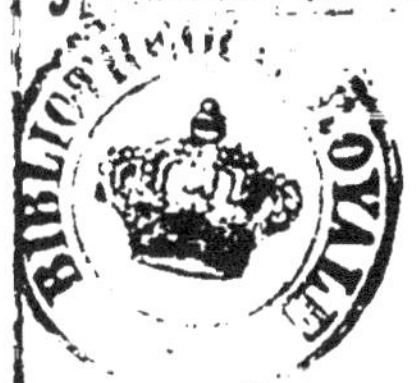

FIN.

PRIVILEGE DU ROY.

LOUIS, par la grace de Dieu, Roy de France & de Navarre, à nos amez & feaux Conseillers les Gens tenans nos Cours de Parlement, Maîtres des Requêtes ordinaire de nôtre Hôtel, Baillifs, Senechaux, Juges, leurs Lieutenans, & à tous autres nos Officiers & Justiciers qu'il appartiendra, SALUT. Nôtre très-cher & bien amé Cousin le CARDINAL DE POLIGNAC, Protecteur de l'Academie des Belles Lettres, Sciences & Arts, établie à Bordeaux par Lettres Patentes du feu Roy nôtre très-honoré Seigneur & bisayeul, données à Fontainebleau le cinq Septembre 1712. Nous a remontré que plusieurs Membres de cette Academie avoient composé divers Ouvrages, sur les matieres qui font l'objet de leurs occupations, lesquels Elle souhaiteroit de donner au public, Nous suppliant de vouloir accorder à ladite Academie toutes Lettres & Privileges necessaires pour faire imprimer, vendre & débiter par tel Libraire qu'Elle choisira, tous & tels Ouvrages qu'Elle aura approuvés. A CES CAUSES, voulant témoigner nôtre bienveillance à nôtredit Cousin le Cardinal de Polignac, & procurer à ladite Academie en corps, & à chaque Academicien en particulier, toutes les facilités & tous les moyens qui peuvent contribuer à rendre leur travail utile au public, Nous lui avons permis & accordé, permettons & accordons par nos presentes Lettres, de faire imprimer, vendre & débiter en tous les lieux de nôtre Royaume, par tel Libraire qu'Elle jugera à propos de choisir, en telle forme, marge & caractere, & autant de fois que bon lui semblera, *les Remarques & observations journalieres, & les Relations annuelles de ce qui aura été fait dans les Assemblées de ladite Academie, & generalement tout ce qu'elle voudra faire paroître en son nom*, pendant le tems & espace de douze années consécutives, à compter du jour de la datte des Presentes; faisons défenses à toutes sortes de personnes, de quelque qualité & condition qu'elles soient, d'en introduire d'impression étrangere, dans aucun lieu de nôtre obéïssance, comme aussi à tous Libraires, Imprimeurs & autres que celui que ladite Academie aura choisi, d'imprimer, ou faire imprimer, vendre, faire vendre, débiter ni contrefaire les differens Ouvrages, tant en vers qu'en prose, composés par ladite Academie des Belles Lettres, Sciences & Arts de nôtre Ville de Bordeaux, en tout ni en partie, ni d'en faire aucuns extraits, sous quelque prétexte d'augmentation, correction, changement de titre, même en feüilles separées, ou autrement, sans la permission expresse ou par écrit de ladite Academie, ou de ceux qui auront droit d'elle, à peine de confiscation des exemplaires & pieces contrefaites, *& de six mille livres d'amende* contre chacun des contrevenans, dont un tiers à Nous, un tiers à l'Hôtel-Dieu du lieu, & l'autre tiers à ladite Academie, à la charge que ces Presentes seront enregiſtrées tout au long ſur le Regiſtre de la Communauté des Imprimeurs & Libraires de Paris dans trois mois de la datte d'icelles ; Que l'impreſſion deſdits Ouvrages ſera faite dans nôtre Royaume & non ailleurs ; Que nôtredite Academie de nôtre Ville de Bordeaux ſe conformera en tout aux Reglemens de la Librairie, & nottament à celui du 10. Avril 1725 & qu'avant de les expoſer en vente, les manuſcrits ou imprimés qui auront ſervi de copie à l'impreſſion deſdits Ouvrages, feront remis dans le même état, avec les approbations & certificats qui en auront été donnés par ladite Academie, ès mains de nôtre très-cher & feal Chevalier Chancelier de France le Sieur Dagueſſeau, Commandeur de nos Ordres, & qu'il en ſera enſuite remis deux exemplaires en nôtre Bibliotheque publique, un en celle de nôtre Château du Louvre, & un en celle de nôtre très-cher & feal Chevalier Chancelier de France le Sieur Dagueſſeau, Commandeur de nos Ordres, le tout à peine de nullité des Preſentes, du contenu deſquelles, vous mandons & enjoignons de faire joüir ladite Academie de nôtre Ville de Bordeaux, ou ceux qui auront droit d'elle, & ſes ayans cauſe, pleinement & paiſiblement, ſans ſouffrir qu'il leur ſoit fait aucun trouble ou empêchement ; Voulons que la copie deſdites Preſentes, qui ſera imprimée tout au long au commencement ou à la fin deſdits Ouvrages, ſoit tenuë pour dûëment ſignifiée, & qu'aux copies collationnées par l'un de nos amez feaux Conſeillers-Secretaires, foi ſoit ajoûtée comme à l'Original. Commandons au premier nôtre Huiſſier ou Sergent, de faire pour l'execution d'icelles, tous actes requis & necessaires, sans demander autre permission; & ce nonobstant clameur de Haro, Chartre Normande, & Lettres à ce contraires. CAR tel est nôtre plaisir. Donné à Paris le premier jour de Mai l'an de grace mil sept trente-huit, & de nôtre Regne le vingt troisiéme. Par le Roy en son Conseil. Et scellé. *Signé* ROMIEU.

Registré sur le Registre dix de la Chambre Royale & Syndicale des Libraires & Imprimeurs de Paris N°. 44. fol. 40. conformément au Reglement de 1723. qui fait defenses art. 4. à toutes personnes de quelque qualité qu'elles soient, autres que les Libraires & Imprimeurs, de vendre & débiter, & faire afficher aucuns Livres pour les vendre en leurs noms, soit qu'ils s'en disent les auteurs, ou autrement; & à la charge de fournir à ladite Chambre Royale & Syndicale huit exemplaires prescrits par l'article 108. du même Reglement. A Paris le 16. May 1738.

Signé LANGLOIS, Sindic.

L'Academie Royale des Sciences de Bordeaux, par Déliberation du 27. Juillet 1738. a cedé le present Privilege à PIERRE BRUN, Imprimeur - Aggregé de ladite Academie.

Signé, SARRAUT, Secretaire.

www.ingramcontent.com/pod-product-compliance
Ingram Content Group UK Ltd.
Pitfield, Milton Keynes, MK11 3LW, UK
UKHW021107260726
13994UKWH00002B/756